健康零距离丛书

甲型H1N1流感防治手册

南京军区疾病预防控制中心·编

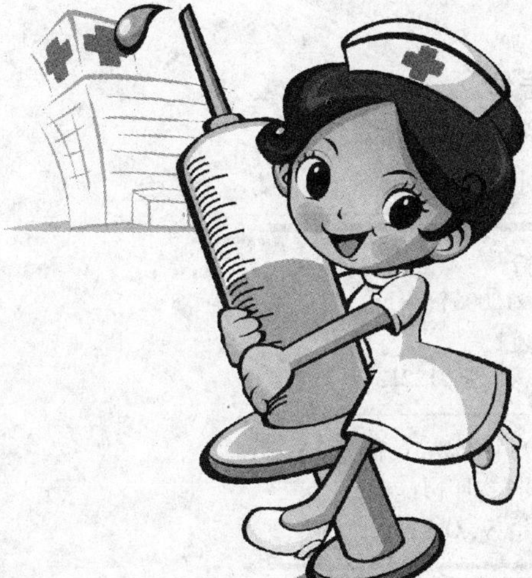

苏州大学出版社

图书在版编目(CIP)数据

甲型H1N1流感防治手册/南京军区疾病预防控制中心编. —苏州：苏州大学出版社，2009.5(2011.11重印)
(健康零距离丛书)(2013.4重印)
ISBN 978-7-81137-243-4

Ⅰ. 甲… Ⅱ. 南… Ⅲ. 流行性感冒—传染病防治—手册 Ⅳ. R511.7-62

中国版本图书馆CIP数据核字(2009)第0466966号

甲型H1N1流感防治手册
南京军区疾病预防控制中心 编
责任编辑 倪青 史创新

苏州大学出版社出版发行
(地址:苏州市十梓街1号 邮编:215006)
扬中市印刷有限公司印装
(地址:江苏扬中科技园区东进大道6号 邮编:212212)

开本787mm×1 092mm 1/24 印张3.75 字数51千
2009年5月第1版 2013年4月第4次印刷
ISBN 978-7-81137-243-4 定价:7.00元

苏州大学版图书若有印装错误，本社负责调换
苏州大学出版社营销部 电话:0512-65225020
苏州大学出版社网址 http://www.sudapress.com

《甲型 H1N1 流感防治手册》
编委名单

主　编：王忠灿　尤明春　黎本贵

编　委（按姓氏笔画）：

王长军　王忠灿　尤明春　吴文智　张锦海

郁兴明　周国华　郑亦军　姜志宽　谭维国

黎本贵

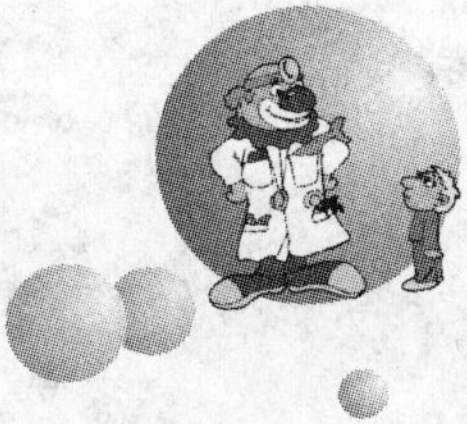

策划人语

人类健康问题永远是个常说常新的话题。随着社会文明的不断发展,人们越来越清楚地认识到，掌握尽可能多的保健知识对于提高自身健康水平有着十分重要的意义。特别是随着社会生活水平的提高,越来越多的人已经不再满足于以往的只要活着就行的生存标准，而是对自己的生活质量提出了越来越高的要求。活着,而且要活得健康长寿,已成为我们这个时代的共同目标。因此,联合国向全球提出了一个响亮的口号:“千万不要死于无知！”按照人体科学发展观来说,人应该是老死,而不是病死。但事实上,无论是过去还是现在,特别是在发展中国家和社会文化欠发达的国家,真正老死的人微乎其微,绝大多数人是病死的,是死于无知,死于保健知识的匮乏。这是人类的悲哀。近年来,越来越多的科研人员潜心于普及保健知识,一些发达国家对保健提出了许多新的理念,出版了不少优秀的保健知识图书。无论是国外还是国内,人们对保健类读物的需求都在悄悄地增长。这也是我们编写出版这套丛书的初衷。

本丛书主要从人体保健必备知识的几个侧面来策划编选,即：大众健康教育与公共卫生知识普及;突发卫生事件应对常识;平衡饮食,有氧运动和健康心理养成等。其中的“平衡饮食,有氧运动和心理状态”也是维多利亚国际营养卫生保健大会向全世界提出的保健宣言的主要内容。

我们初步设想把这套书做成永久开放性的丛书,不限数量,不限时间,只要有好的优秀的健康教育图书,随时可以放在这套丛书中来出版。

本丛书由南京军区疾病预防控制中心策划编选,相信其以往在医学科学研究中取得的累累硕果和在公共卫生突发事件应对上积累的丰富经验以及强劲的人才实力,都会成为本丛书取胜的可靠保证。

祝愿所有热爱生活的人们健康快乐,青春永驻!

目录

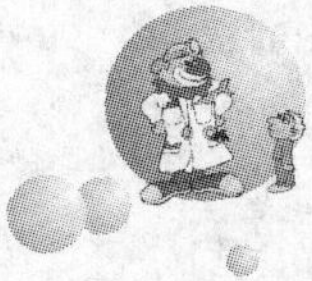

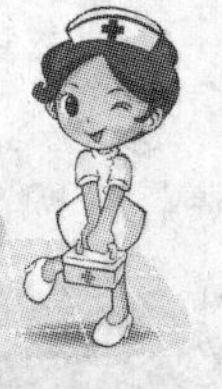

引言："猪流感"拉响全球警报

2009 年春季，正当世界各国欲从经济危机的泥沼中奋力脱身的紧要关头，传来了墨西哥和美国接连暴发"猪流感"疫情的恶讯。短短数日内，墨西哥确认或疑似"猪流感"的患者人数从数人到十数人，再到数十人、百十人，乃至数百人、数千人……，如同水银遇热，直线上升。为了防止疫情进一步大规模扩散，原本热闹非凡的墨西哥城关闭了所有大、中、小学校，取消了所有大型公众活动，关闭了博物馆等大型公共场所，甚至不惜动用大量警力和士兵从 4 月 23 日开始免费向市民发放 600 万只口罩。墨西哥政府同时将每年的纳税时间延期至 5 月底，避免公众成群结队前往纳税办公室。连正在当地举行的世界跳水系列赛墨西哥站的比赛也不得不谢绝观众，改为闭门比赛。

墨西哥的紧邻美国 4 月 21 号以来也陆续发现了"猪流感"病例，且增长势头迅猛。奥巴马总统 4 月 16 日刚刚出访墨西哥，当时，他在墨西哥人类学家费利佩·索利斯的陪同下参观了墨西哥城的人类学博物馆，但索利斯一周后突然死亡。索利斯死后被墨西哥医疗人员诊断为"可能是流感致死"，一度引发外界的紧张与担心，使得白宫发言人罗伯特·吉布斯不得不在 4 月 25 日的晚

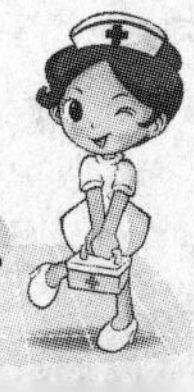

间新闻发布会发表通告，说总统贝拉克·奥巴马健康状况良好，没有出现感染“猪流感”症状，借此稳定民众的不安情绪。

一时间，黑云压城，墨西哥、美国成为此次世界疫情的“重灾区”。

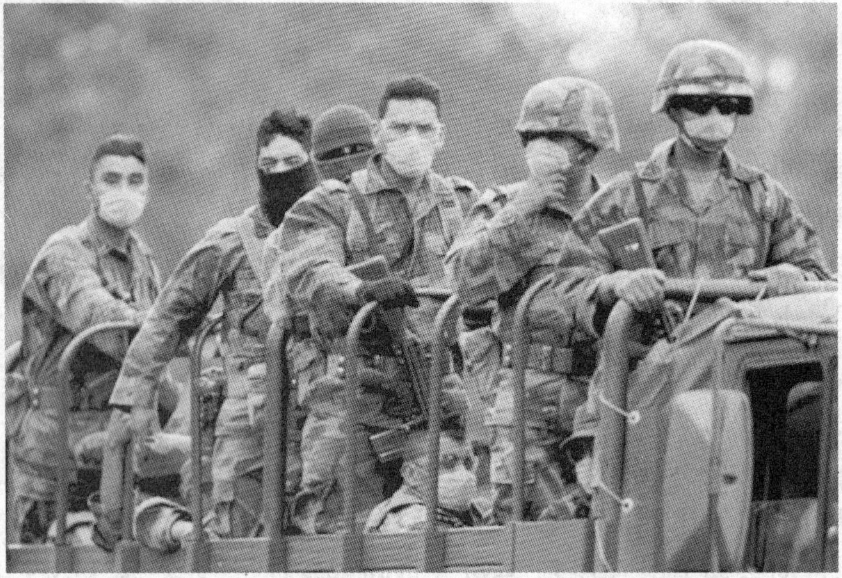

4月26日，墨西哥士兵戴着口罩在墨西哥城巡逻

世界卫生组织4月25日警告说，墨西哥和美国发生的“猪流感”疫情已构成“具有国际影响的公共卫生紧急事态”，所有国家都应加强对非正常暴发的流感类疾病和严重肺炎的监控。

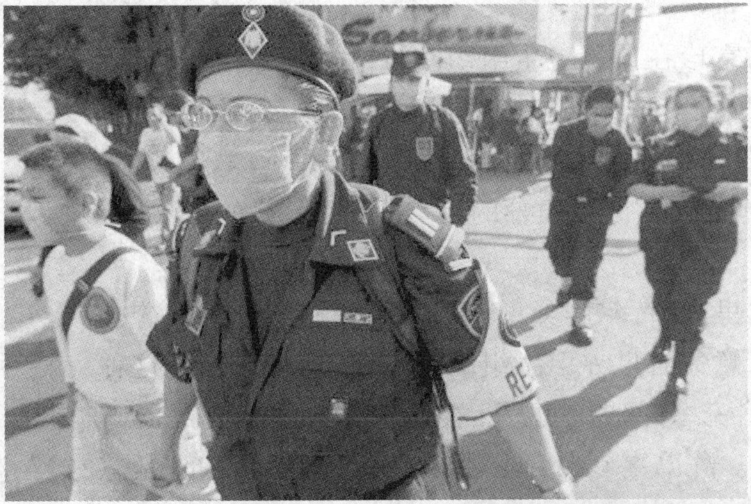

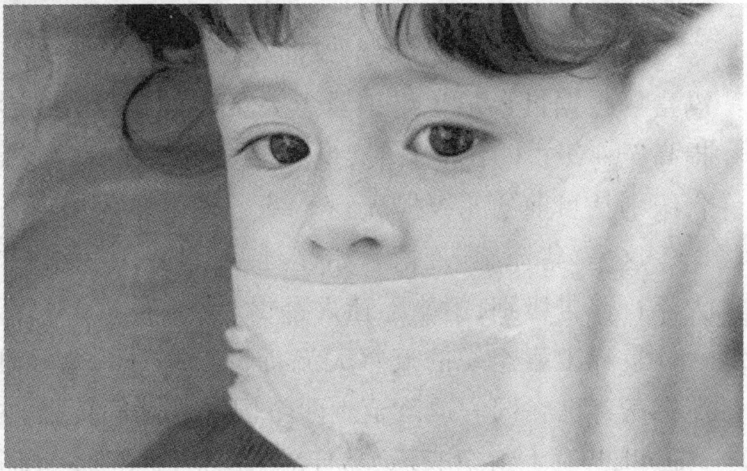

4 月 26 日，墨西哥城戴着口罩的市民

世界卫生组织总干事陈冯富珍在世界卫生组织官方网站发布声明,建议所有国家"对异常流感状疾病和重度肺炎加强监控力度"。她指出,当前情况变化很快,承认病毒是新型病毒,所以世界卫生组织对其了解并不深入。这种新型"猪流感"病毒明显存在演变成流行性病毒的可能,而且形势的发展"不可预测"。

世界卫生组织官员格雷戈里·哈特尔解释说,宣布"具有国际影响的公共卫生紧急事态"具有法律意义,意味着世界卫生组织警告,目前尚未出现这种疫情的国家也应关注人感染"猪流感"问题。世界卫生组织紧急委员会自2007年成立以来首次召开类似会议。陈冯富珍在会上咨询专家后,决定宣布"紧急事态"。

同一时间,世界卫生组织向全球发布"3级警告",随后在4月27日晚,陈冯富珍根据世界卫生组织紧急委员会的建议,决定将流感大流行级别从3级提高至4级。4月29日晚,世界卫生组织在日内瓦宣布,将全球流感大流行警告级别从目前的4级提高到5级。

这是"猪流感"疫情开始蔓延后,世界卫生组织在三天内第二次提高流感大流行警告级别,不能不让人警惕。

世界卫生组织的流感大流行警告共分6个级别,第5级意味着同一类型流感病毒已在同一地区至少两个国家人际间传播,并造成持续性疫情。

世界卫生组织表示,鉴于当前"猪流感"疫情仍主要集中在北美地区,目

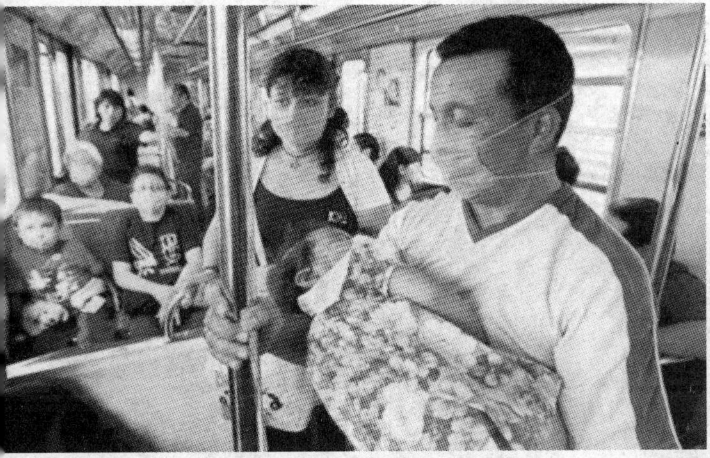

墨西哥市民戴口罩乘地铁

前的全球流感大流行警告级别仍停留在5级，但随着其他地区确诊病例的不断增多，把警告级别提升至6级的可能性不能排除。

人感染“猪流感”的病例以往很少见，“猪流感”病毒几乎不在人际间传播。2005年12月至今年1月，美国只发现过12例人感染“猪流感”病例，其中11人与猪有过直接接触。

“猪流感”在墨西哥的蔓延已经引起了世界卫生组织的高度关注。世界卫生组织一位发言人强调说，这种病毒是发生基因突变的一种新型病毒，最令人担忧的是它已在人际间传播。世界卫生组织强调说，通常儿童和老人更容易感染流感病毒，但这次在墨西哥发现的“猪流感”病毒感染者大多为抵抗力较强的中青年人，这和1918年至1919年在全球造成至少4000万人死亡的“西班牙流感”非常相似，因此需要引起高度关注。目前，世界卫生组织已启动了突发公共卫生事件控制中心，并派遣专家争分夺秒地研究引起此次“猪流感”疫情的病毒类型。

继世界卫生组织4月25日确认美国和墨西哥暴发“猪流感”疫情后，世界各国纷纷采取紧急措施，严防疫情入境。

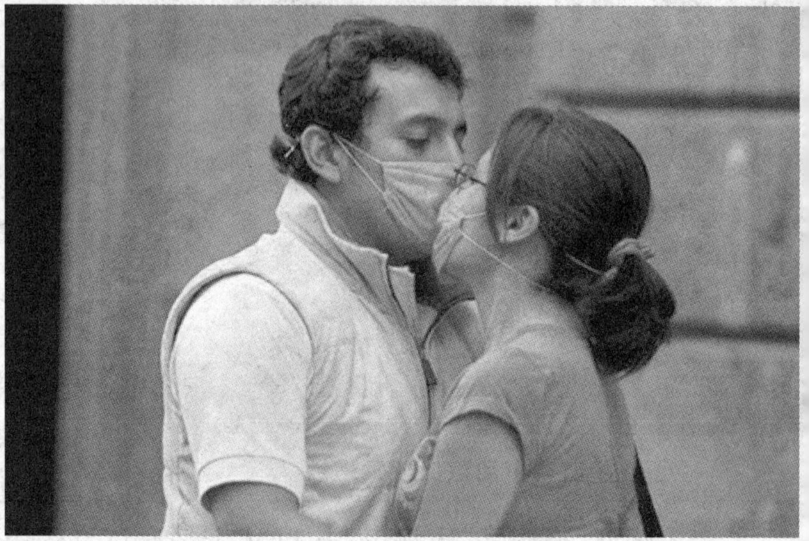

4月25日，在墨西哥首都墨西哥城，一对情侣戴着口罩接吻

拉美：身为疫情发生地的“近邻”，拉美地区各国纷纷采取相应措施。哥斯达黎加已向全国发布流感预警。智利卫生部决定所有来自墨、美两国的人员须在机场接受体温检测。美国在全国范围内筛查感染者。秘鲁政府监控来自墨西哥和美国的游客。巴西在所有入境口加强卫生监控力度。

欧洲：法国和英国率先宣布了预防措施。俄罗斯总理普京签署命令，责成政府成立预防“猪流感”疫情委员会。波兰建议公民推迟赴疫情发生地的计划。

亚洲：韩国疾病管理本部决定，从4月27日起，韩国将对来自美国和墨西哥的猪肉进行更严格的检疫。日本启动机场筛查监控措施，日本首相麻生太郎4月26日上午要求采取万全之策，尽全力确保国民安全。菲律宾对去过墨西哥的发热者实施隔离。

4月27日，两名从上海浦东国际机场入境的旅客，戴着口罩通过安检通道。

中国国家质检总局4月25号发布紧急公告，要求来自上述疫情流行地区的人员，如有流感样症状，入境时应主动向出入境检验检疫机构口头申报，并要求口岸检验检疫机构加强对上述地区入境人员的体温检测、医学巡查等工作，对发现有流感症状的人员要仔细排查，对受染人或受染嫌疑人采取公共卫生观察、隔离、送指定医院诊治等检疫措施。卫生部也高度关注并研究措施应对美国和墨西哥发生的人感染“猪流感”疫情。

“猪流感”引发股市和石油价格大幅波动。由于投资者担心“猪流感”影响世界经济复苏并导致能源消费减少，国际油价连日来继续下挫。据《纽约时报》刊登的文章称，致命流行病“猪流感”的暴发，引发了美国股市投资者的担忧，他们重金购入医药行业股，纷纷抛售肉类行业股。2009年4月27日上午，各大股市就一直盘旋不定，投资者都对此次流感疫情十分关注。当

墨西哥“猪流感”病死率为何如此高？

专家认为，猪流感在墨西哥尤其“凶悍”的原因不少，其中包括民众营养水平、医疗卫生水平、病毒多次传播后致病性降低，以及患流感后继发感染等因素。眼下支持者较普遍的观点为，“猪流感”在墨西哥流行的时间长于其他地区，受感染人数远多于官方统计数据。除了可能有更多病例外，专家认为，其他一些因素也可能是墨西哥死亡病例多的原因，如乱用药、继发感染等也可能导致死亡。除此之外，一些患者可能没有及时就医，耽误了治疗时间。

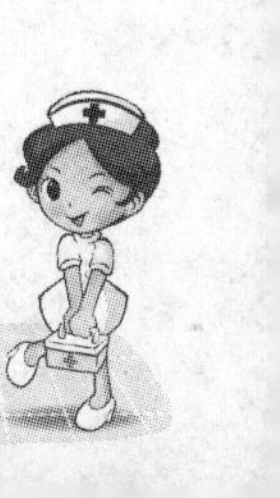

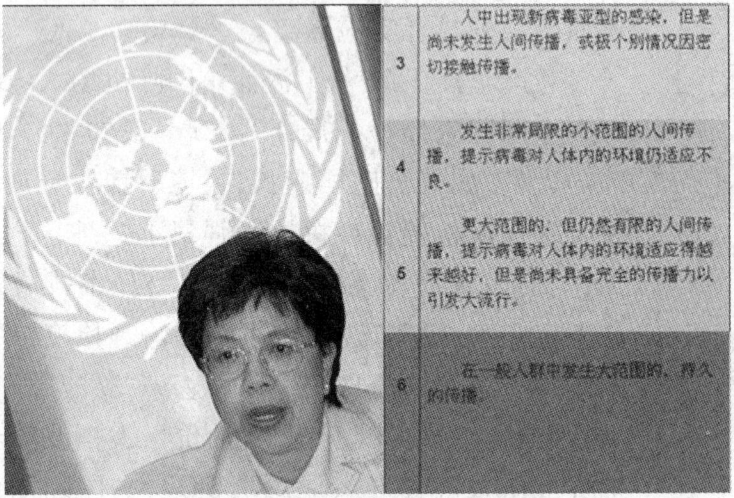

世界卫生组织向全世界发出警报

日道琼斯工业平均指数、标准普尔500指数、纳斯达克指数全线下跌；亚太股市中，上证指数跌1.77%，深证成指跌2.50%，香港恒生指数跌2.74%，台湾股市跌2.99%，韩国股市跌1.05%。如果疫情继续迅速蔓延，原本打算出行的游客将选择留在家里，那么本来已经在经济衰退中挣扎的航空业、旅游业将再度遭受重大打击，因为目前正是这些行业的黄金旺季。

连远离疫区，目前尚未发现任何"猪流感"病例发生迹象的埃及也提出动议，欲捕杀正在饲养中的30万头猪，惹得农民集群上街抗议。

"猪流感"，正从拉美向世界蔓延，已把全球警报拉响！

第一章 甲型 H1N1 流感概述

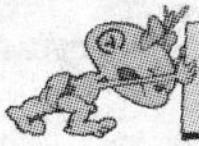

一、流感疫情的发生与发展

> 世界卫生组织于 2009 年 4 月 30 日宣布,开始使用“A(H1N1)型流感”指代当前疫情,而不再使用“猪流感”一词。世界卫生组织之所以更改当前疫情的叫法,是因为“猪流感”一词容易误导消费者,农业界和联合国粮农组织已就此表达关切。中国则将原人感染“猪流感”改称为“甲型 H1N1 流感”。

2009 年 4 月 30 日,世界卫生组织宣布,从当日起,该组织不再使用“猪流感”一词指代世界正在发生的当前疫情,而开始使用“A(H1N1)型流感”一词。

世界卫生组织已多次声明,虽然这种新型病毒是由猪流感病毒演变而来的,但到目前为止,这种病毒只是使

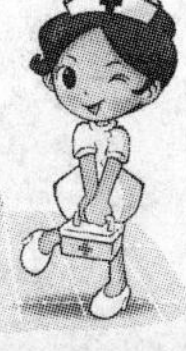

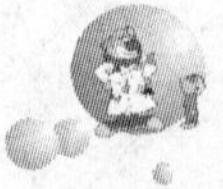

人患病，还没有发现猪被感染的病例。世界卫生组织还强调，食用充分烹制的猪肉或猪肉产品不会感染病毒。

世界卫生组织发言人汤普森对媒体说，之所以更改当前疫情的叫法，是因为“猪流感”一词容易误导消费者，农业界和联合国粮农组织已就此表达关切。

中国卫生部 4 月 30 日发布公告，明确将甲型 H1N1 流感（原称人感染猪流感）纳入传染病防治法规定管理的乙类传染病，并采取甲类传染病的预防、控制措施。甲类传染病是后果严重传染性最强的传染病，包括鼠疫和霍乱。

提到甲型 H1N1 型流感病毒，人们就不能不回忆起 1918 年的“西班牙流感”(Spanish Flu)，因为引发那次流感的罪魁祸首正是 H1N1 病毒。当时正值第一次世界大战，人类陷入自相残杀之中，死亡人数达 1000 多万，成为人类历史上的一场浩劫。然而，就在这场浩劫快要结束的时候，一场流感的暴发夺去了至少 4000 万人的性命，这就是 20 世纪人们闻之色变的“西班牙流感”，或称“1918 年流感”。“西班牙流感”其实并不是从西班牙起源的，它最早(1918 年 2 月)出现在美国堪萨斯州的芬斯顿(Funston)军营中。“西班牙流感 ”之所以得名是因为流感传到了西班牙后，总共造成 800 万西班牙人死亡。

1918 年 3 月 11 日午餐之前，美国堪萨斯州的芬斯顿军营中的一位士兵感到发烧、嗓子疼和头疼，就去部队的医院看病，医生认为他患了普通的感

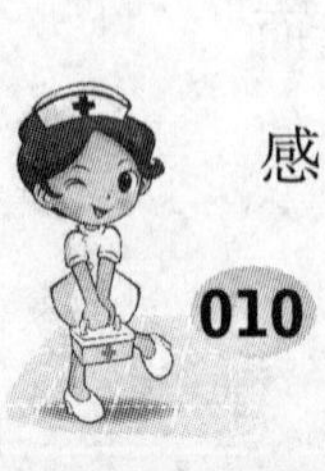

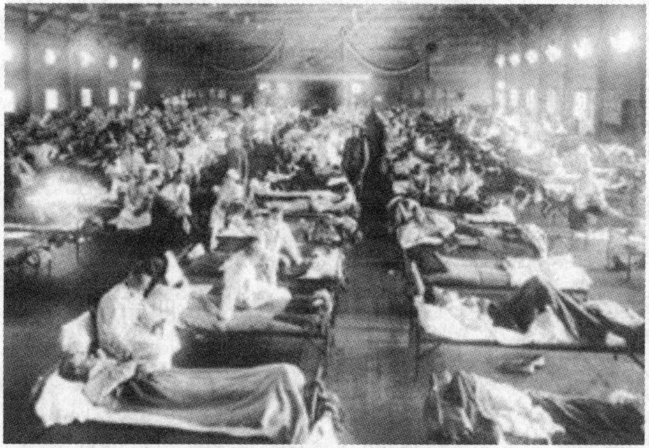

1918 年流感大流行时，美国堪萨斯州一家军队医院的临时病房中躺满了病人

冒。然而，接下来的情况出人意料：到了中午，100 多名士兵都出现了类似的症状。几天之后的周末，这个军营里已经有了 500 名以上的"感冒"病人，很快又传播至底特律等 3 个城市，3 月美国远征军乘船至欧洲前线，将病毒也带到了前线，4 月传播至法国军队，然后至英国和其他国家军队，5 月达意大利、西班牙、德国、非洲及印度孟买和加尔各答，6 月由英国远征军传播至英国本土，然后至俄罗斯，亚洲达中国、菲律宾，大洋洲至新西兰，1919 年 1 月达澳大利亚。在不到一年的时间内，疫情席卷全球。

此次流感所造成的灾难是流感流行史上最严重的一次，也是历史上死亡人数最多的一次瘟疫，估计全世界患病人数在 5 亿以上，发病率 20%~40%，死亡人数比第一次世界大战战亡总人数还多。这次流感呈现出一个相当奇怪的特征：以往的流感总是体弱的老人和儿童最容易感染，而此次流感的死亡曲线却呈"W"型——20 到 40 岁的青壮年也成为死神追逐的对象。2009 年 4 月发生在墨西哥和美国的甲型 H1N1 流感特征与之颇为相似。

从目前掌握的资料来看，引发1976年美国猪流感的也是H1N1病毒变种。1976年2月，在美国新泽西州迪克斯堡新兵营中发生了一起猪(H1N1)亚型毒株引起的流感暴发事件，200余人被感染，1人死亡。当时福特总统正谋求连任，亲自批准1.35亿美元制备猪流感疫苗，用于全民免疫接种，而其他国家均持观望态度。结果美国推测失误，疫情导致25人死亡，疫苗也以失败而告终，从而引起许多异议和诉讼。福特为竞选总统而批准此冒险计划，养猪场提出抗议，要将猪流感改为新泽西州流感，以免居民谈猪色变。病原学分析表明，该次猪型流感疫情是由猪直接传播到人的。那次流感给当时的福特政府带来了公共卫生管理的危机，福特政府计划对全体美国人进行免疫接种的疫苗计划最后仅仅实施了24%的美国人口就被终止了。

过去人感染甲型H1N1流感病毒的病例很少见，此病毒通常不在人际间传播。2005年12月至2009年1月，美国只发现过12例人感染甲型H1N1流感病例，其中11人与猪有过直接接触。

“猪流感”为何改名?

尽管世界卫生组织一再强调猪肉只要烹制彻底，就不会传播流感，但“猪流感”的称谓还是引发了人们对猪的恐慌。不少国家宣布暂停从墨西哥或美国进口生猪或猪肉，埃及甚至决定屠宰全国所有的生猪。为避免在全球养殖业、禽肉贸易、居民饮食中引发混乱，几大权威组织最终决定停用“猪流感”名称，改用病毒分类的学名“A(H1N1)型流感”。

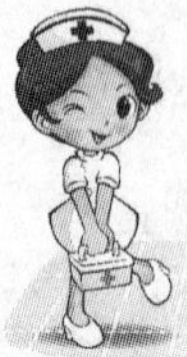

2007年，菲律宾发生人感染甲型 H1N1 流感，病死率为 10%。

2009 年 4 月，墨西哥和美国相继暴发大规模的人感染甲型 H1N1 病毒疫情。据目前的调查，美国和墨西哥的绝大多数患者并未接触过猪，墨西哥政府现阶段已排除吃猪肉感染病毒的可能性。这种病毒已被证实经由人—人形式传播。科学家指出，打喷嚏、咳嗽和物理接触都可能导致甲型 H1N1 流感病毒在人群间传播。

美国著名流感专家、明尼苏达大学的迈克尔·奥斯特赫姆 2009 年 4 月 24 日表示，甲型 H1N1 流感病毒的传播速度惊人，当大家发现病毒感染者出现时，可能已经错过了控制“这种新病毒扩散”的最佳时机。迈克尔·奥斯特赫姆担心，最近出入墨西哥城国际机场的旅游者或许已携带着病毒抵达世界各地。

事实证明专家们的担心不是多余的，近日，全球各地相继报道有人感染甲型 H1N1 流感，使得人们对甲型 H1N1 流感在世界范围内的大流行危险正在逼近具有了再也不是那种空喊“狼来了！”的感觉了。

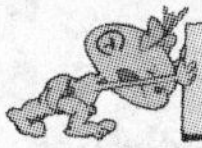

二、是禽流感还是猪流感

人们或许早已淡忘了 1918 年的“西班牙流感”，科学家们对此却一直保持着警惕，想方设法弄清那场灾难的原因。

寻找将近一个世纪之前的疾病的病因并不是一件简单的事。直到 20 世

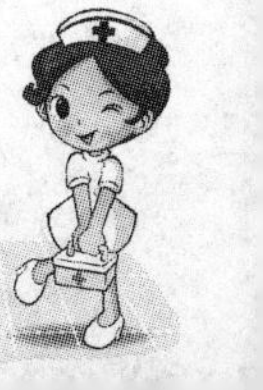

墨西哥等国近日出现的甲型 H1N1 流感疫情传播途径有什么特征？

这种病毒可在人与人之间传播，并且 5 月 2 日加拿大首次发现有猪被这种新病毒感染。其传染途径与季节性流感类似，通常通过感染者咳嗽和打喷嚏等途径传播。因此，要预防这种疫病，最重要的是阻止患者与健康人群接触。

纪 30 年代，人类才分离出流感病毒。20 世纪 50 年代，美国曾经组织考察队赶赴阿拉斯加挖掘死于 1918 年“西班牙流感”的病人的尸体，期望得到可供研究的病原体。很遗憾，那些埋葬在永久冻土带的尸体因为解冻腐烂而失去了研究价值。

直到 1997 年，美国军事病理研究所的病理学家杰弗里·陶本伯杰领导的一个研究小组才第一次找到造成“西班牙流感”的病毒 RNA 片段。

陶本伯杰所在的研究所保留了将近一个世纪以来病人的组织样本，包括一些浸泡在甲醛中的“西班牙流感”患者的肺组织。

在 28 份当年的样本中，只有一位 21 岁士兵的肺部样本完全符合当时“西班牙流感”的状况。正是在这份标本中，陶本伯杰用逆转录聚合酶链反应的方法找到了 9 段当年流感病毒的 RNA“碎片”。

RNA 比 DNA 更容易分解，但是陶本伯杰发现的 RNA 片段已经能够提供

食用猪肉能否被感染？

所有流感病毒都害怕高温，食用熟制猪肉不会感染发病，猪肉加热至71℃，就能杀死流感病毒。因此，人不会因为食用猪肉而患猪流感，市民大可放心食用经检疫合格的正确处理和完全烹制的猪肉以及其他猪肉产品。

一些“西班牙流感”病毒的线索了。这9段RNA片段分属5个不同的基因，其中包括制造HA和NA的基因。通过比较，陶本伯杰发现造成“西班牙流感”大流行的病毒与猪流感有相似之处，如果把它归类，那么它应该是H1N1型的。此前的理论认为，造成1918年流感大流行的病原体可能是一种禽流感病毒。

2001年，澳大利亚的科学家马克·吉布斯在陶本伯杰研究的基础上有了进一步的发现。吉布斯把1918年流感病毒中负责编码HA的基因与30种类似的猪流感、禽流感、人类流感病毒中的相同基因进行对比，结果发现了一个很有趣的现象：这个基因的前部和后部与人类流感病毒基因同源，而基因的中段则更接近于猪流感病毒基因。

吉布斯认为，造成1918年全球流感大流行的原因，就是猪流感病毒的一段基因“跳”到了人类流感病毒的RNA中。科学家相信，正是类似的猪流感病毒基因片段跳跃到人流感病毒基因组所产生的重组病毒导致了“西班牙流感”极强的感染性和致命性。

美国科学家杰弗里·陶本伯杰在《科学》周刊上发表他与同事利用遗传学技术得出的研究成果，认为1918年的流感病毒与猪流感病毒十分相似，是一

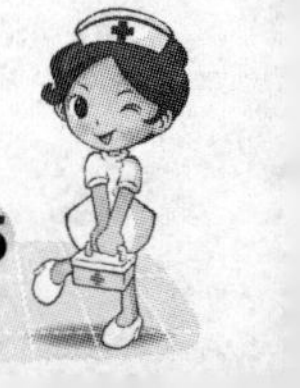

种与A型流感病毒H1N1密切相关的病毒。爱荷华大学新型传染病中心主任基利博士也指出,1918年导致数千万人死亡的“西班牙流感”,源头可能即是猪流感病毒。

当然,究竟“西班牙流感”的源头是禽流感病毒还是猪流感病毒,谜底的揭晓,需要未来最终测出“西班牙流感”病毒基因组的全部序列。

美国《洛杉矶时报》在2009年4月27日的《猪流感的进化无法预测》(*Swine Flu's Next Move Impossible to Predict*)的报道中指出,科学家对于这种新型猪流感病毒仍然知之甚少,不知道它为何突然出现和扩散,不知道它为什么会致命,更不知道下一步会如何发展。威斯康辛大学兽医学院的猪流感专家奥臣教授坦承,“不可能预测情况会怎样发展,我们对此全无把握”。

在这次的甲型H1N1流感疫潮中,尽管欧洲和美国皆有病例传出,但墨西哥的情况却是最惨重的,有逾千人感染,且病毒主要集中侵袭健康青壮年,专家们不确定为何甲型H1N1流感在当地特别猖獗。据推测,墨西哥流行的甲型H1N1流感病毒的基因,或许稍有不同,也许只是少数氨基酸的差异,但已足以在致病性上构成

这次墨西哥发生的甲型H1N1流感有哪些临床症状?

世界卫生组织专家说,这次流感的症状与其他流感症状类似,为高热、咳嗽、乏力、厌食等,此次美国发现病例的主要表现为突然发热、咳嗽、肌肉疼痛和疲倦,其中一些患者还出现腹泻和呕吐症状,墨西哥发现的病例还出现眼睛发红、头痛和流涕等症状。

显著的差异。

世界卫生组织估计甲型 H1N1 流感的病死率为 1%~4%。不少专家指出，其实有许多病况轻微的感染者，在病况演变至严重前，根本不知道自己已被感染，也没有被发现，所以很难确定甲型 H1N1 流感的真正杀伤力。

美国明尼苏达大学传染病研究中心主任奥斯特霍尔姆博士也说，我们不知道这次“猪流感”的情况会怎样发展，它可能在 4 至 6 个星期后突然消失无踪，也可能会持续一段更长的时间。他警告说，不可忽视“猪流感”有可能在春季之内销声匿迹，然后在夏天结束前再度出现并重新展现恐怖杀伤力，如同 1918 年的例子。

三、揭开甲型 H1N1 流感病毒的面纱

在此次疫情初起的 2009 年 4 月 23 日，美国疾控中心官员就指出，初步研究检测出此次流行的“猪流感”病毒是 A 型流感病毒，携带有 H1N1 亚型猪流感病毒毒株，包含有禽流感、猪流感和人流感三种流感病毒的脱氧核糖核酸基因片段，同时拥有亚洲猪流感和非洲猪流感病毒特征。

目前已证实，引发此次“猪流感”的罪魁祸首是 A 型 H1N1 流感病毒，我国卫生部日前将其正式定名为“甲型 H1N1 流感病毒”，世界卫生组织定其名为“A(H1N1)型流感病毒”。由这种病毒引起的猪或人的流感是一种急性人畜共

目前有治疗人感染甲型H1N1流感的药物吗?

抗病毒药物达菲(奥司他韦,Oseltamivir)和乐感清(扎那米韦)可用来治疗或者预防甲型H1N1流感病毒感染,主要是通过防止病毒在体内复制来预防发病的,也可以用于减轻症状,加速康复。在出现症状两天内使用抗病毒药物效果最佳。但该病毒对金刚烷胺(Amantadine)和金刚乙胺(Rimantadine)有抗药性。

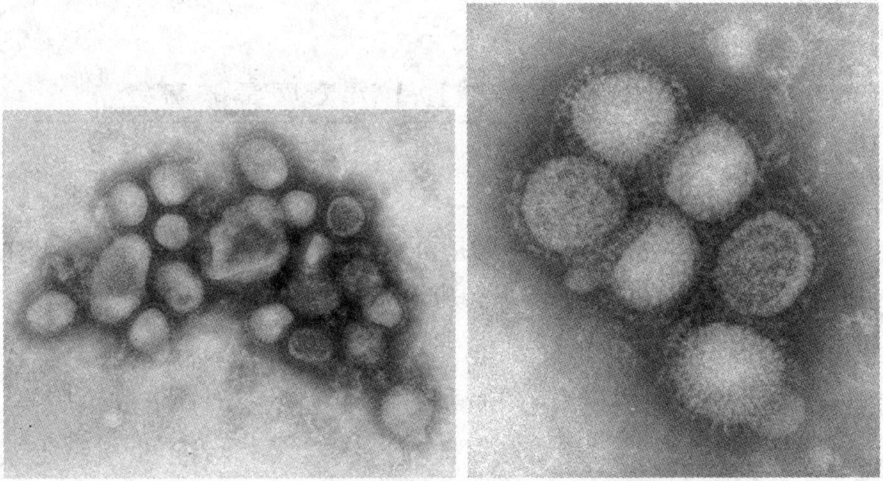

新型H1N1病毒超微结构图(源于美国CDC)

人感染甲型 H1N1 流感有哪些临床症状？

人感染甲型 H1N1 流感病毒的症状与人流感的症状十分相似，包括发热、咳嗽、咽痛、头痛、全身痛、寒战和疲劳等。另据报道，有的人也会有腹泻和呕吐等症状。严重者可以出现肺炎、呼吸衰竭，甚至死亡。

患呼吸道传染性疾病。据以往报道，这种病在猪群中经常发生，但很少导致猪的死亡（猪的病死率为1%~4%）。人类通常很少感染甲型H1N1 流感病毒，感染者大多数是与病猪有过直接接触的人。

世界卫生组织于 2009 年 4 月 30 日宣布，即日起该组织不再使用“猪流感”一词指代当前疫情，而开始使用“A（H1N1）型流感”一词。同一天，2009 年 4 月 30 日晚些时候，我国卫生部发布公告，经国务院批准，将“人感染猪流感”正式定名为“甲型 H1N1 流感”，纳入《中华人民共和国传染病防治法》规定的乙类传染病，并采取甲类传染病的预防、控制措施，同时将甲型 H1N1 流感纳入《中华人民共和国国境卫生检疫法》规定的检疫传染病进行管理。

这种新型猪流感病毒基因是由 5 种不同的流感病毒基因变种而成的，病毒活性很强，杀伤力难以评估，可能造成大规模的感染，甚至重蹈 1918 年“西班牙流感”大流行覆辙。传染病学家推测，新型“猪流感”可能是病猪同时感染北美及欧洲猪流感病毒，病毒基因发生交换，产生的新病毒再与亚洲猪流感病毒基因重组，进而产生含多种宿主来源的新病毒，也就是说，新型“猪流感”

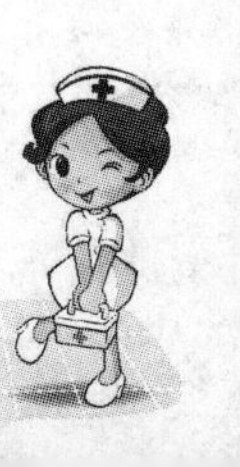

病毒的基因，混合了北美、欧洲及亚洲猪流感病毒，以及禽流感与人类流感病毒基因。这种嵌合体病毒犹如混血儿，在宿主适应性、传播性和致病能力等方面可能具有显著优势。专家预测，该病毒可能不但具备大流行条件，甚至可在100日内传遍全球，感染世界40%的人口。医学测试显示，目前主流抗病毒药物神经氨酸酶抑制剂对这种毒株有效。

最近要去墨西哥、美国商务或旅游的出国人员，该先做些什么准备，以加强预防甲型H1N1流感？

建议中国公民在前往上述地区商务和旅行时，应了解当地疫情进展情况，做好个人防护。各旅行社在组团前往上述地区时，有责任告知团员当地疫情进展情况，提醒团员做好个人防护。

1．病原学

猪流感病毒属于正黏病毒科(Orthomyxoviridae)，甲型流感病毒属(Influenza virus A)。典型病毒颗粒呈球状，直径为80 nm~120 nm，有囊膜。囊膜上有许多放射状排列的突起糖蛋白，分别是血凝素(HA)、神经氨酸酶(NA)和M2蛋白。病毒颗粒内为核衣壳，呈螺旋状对称，直径为10 nm。猪流感病毒为单股负链RNA病毒，基因组约为13.6 kb，由大小不等的8个独立片段组成。尽管不同亚型之间可以组成很多种流感病毒血清型，但是可造成人感染猪流感病毒的血清型主要有H1N1、H1N2和H3N2。

猪流感病毒为有囊膜病毒，故对乙醚、氯仿、丙酮等有机溶剂均敏感，

接吻会传播甲型H1N1流感吗？

会。咳嗽和打喷嚏都可以传播甲型H1N1流感病毒，更别说接吻了。如果一方已经感染甲型H1N1流感，即使戴着口罩接吻也一样传染。

200 mL/L乙醚、4℃条件下过夜，病毒感染力被破坏；对氧化剂、卤素化合物、重金属、乙醇和甲醛也均敏感，用10 g/L高锰酸钾、1mL/L升汞处理3分钟，750 mL/L乙醇5分钟，1mL/L碘酊5分钟，1mL/L盐酸3分钟和1mL/L甲醛30分钟，均可灭活猪流感病毒。猪流感病毒对热敏感，56 ℃条件下，30分钟可灭活；对紫外线敏感，但用紫外线灭活猪流感病毒会引起病毒的多重复活。

2. 流行病学

在1976年美国发生所谓的“新泽西事件”中，大约500人感染了猪流感H1N1亚型病毒，该病毒与当时从猪体内分离出的病毒相同，首次证实了在自然条件下，猪流感病毒可从猪传播给人。1999年10月，香港1名10月龄女婴感染了猪流感病毒H3N2，后完全康复。近年来，世界各地都有人感染猪流感病毒不同病毒株的报道，但并没有大规模流行。世界卫生组织指出，墨西哥和美国本次感染的病毒属于H1N1亚型猪流感病毒的同一个毒株。

(1) 传染源：主要为病猪和携带病毒的猪，感染猪流感病毒的人也被证实可以传播病毒。本次疫情主要传染源为感染病人，仅在加拿大一养猪场发现猪群感染个案，且其源头可能是病人，未发现其他动物传染源。

(2) 传播途径：主要为呼吸道传播。可通过感染者咳嗽或打喷嚏等方式

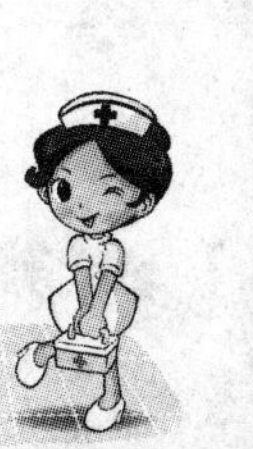

传播,也可通过接触感染的猪或其粪便、周围被污染的环境或气溶胶等途径传播。

(3) 易感人群：普遍易感。多数患者年龄在25岁至45岁之间,目前报道以青壮年为主,但也应注意老人和儿童的预防。

(4) 高危人群：一般而言,从事养猪业者、在发病前1周内去过养猪和销售及宰杀等场所者以及接触甲型H1N1病毒感染材料的实验室工作人员为“猪流感”的高危人群。

人感染甲型H1N1流感常发生在冬春季节，而猪感染流感一般发生在夏秋季节。

如何做好个人防护?

目前主要的个人防护措施包括：避免接触流感样症状(发热、咳嗽、流涕等)或肺炎等呼吸道感染患者;注意个人卫生,经常使用肥皂和清水洗手,尤其在咳嗽或打喷嚏后;避免接触生猪或前往有生猪的场所;避免前往人群拥挤的场所;咳嗽或打喷嚏时用纸巾遮住口鼻,然后将纸巾丢进垃圾桶;如果在境外出现流感样症状(发热、咳嗽、流涕等),应立即就医,就医时应戴口罩,并向当地公共卫生机构和检验检疫部门说明。

第二章 甲型 H1N1 流感的诊断与治疗

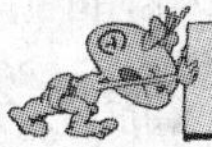

一、别把感冒不当病

人在一生中，感冒发热是最为常见的疾病，以至于有时有点不舒服，大都以感冒为由搪塞了事，因而很多人都不将感冒放在心上，但这已经是过去的老黄历了。今天，如果你在大都市的国际机场出口处说你有点头疼发热，那你不仅不能走出通道口，而且马上会被强制带去某个专门的地方隔离个十天半月的时间，因为你很可能已被致命的流感病毒所侵染。很多人不把流行性感冒当回事，也有很多人认为接种了流行性感冒疫苗以后就不会感冒了，这些都是错误的观念。在经历了这次墨西哥与美国流感疫情之后，我们就不会再把流行性感冒当儿戏了。

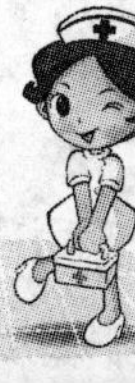

一般的感冒病毒在引起疾病以后，人体会产生对抗这种特殊病毒的免疫能力，这种保护力可持续数月至数十年不等。因此，一种流感病愈以后，我们在一定时期之内不会再感染同样的病毒。正因为如此，一般的感冒病毒并不容易引起大规模的流行。现在我们已知的感冒病毒至少有数百种，因此人们日常会不断罹患由不同型别病毒引起的感冒。流感病毒则是这数百种病毒当中相当特殊的一种，它最大的特点是很容易发生突变。当它发生重大突变的时候，所有人都没有免疫力，所以容易发生大规模的流行。作为一种传染病，流感至少已经有2000多年的历史。1918年“西班牙流感”的危害甚至超过了中世纪欧洲暴发的鼠疫，与最近20年流行的艾滋病打了一个平手(目前全球大约有7000万人感染艾滋病，2000万人死亡)。

甲型H1N1流感疫情有无预防疫苗?

这次流感是多种流感病毒的混合体，还没有专门针对的预防疫苗。

流行性感冒是比你想象的更严重的疾病。即便流感只有2.5%的病死率，如果有10亿人感染，那么后果就是“西班牙流感”这样的灾难。流感的另一个危险之处是它的不稳定性：今年你患上了流感，获得了一定的免疫力，但是你可能仍然逃不过明年的那场流感。而风疹或者天花之类的传染病只要患过一次就能获得终身的免疫力。

流感病毒可以分为A、B、C型，其中只有A型与B型可以引起大规模的流行,C 型流感病毒则在临床上不太重要。病毒的表面有被称为 H 与 N 的两种抗原，这些由蛋白质构成的抗原可以引发我们身体产生保护性的免疫反应，进而产生免疫力。如前所述,这些抗原很容易发生突变,所以藉由这些变化，病毒就可以逃避我们机体的免疫系统而不断地引发疾病。这些抗原的变异，有的是病毒自行发生的突变,有的则是会感染人类的病毒与其他动物的病毒之间发生基因交换的结果。

对于流行性病毒的鉴定,主要根据是上述两种主要抗原的不同。因为这些抗原会发生几乎没有止境的变化,所以在学术上我们必须用病毒发现的地点来加以命名,以区分这些在抗原性上稍有不同的病毒株。举例而言,当我们听到台湾型 A 型流感病毒的时候,表示这种病毒第一次被发现的地点是在我国台湾。雪梨型 A 型流感病毒是 1997 年在雪梨首度被分离出来的,所以也是根据其发现地而命名的。这种病毒具有相当程度的突变,所以在 1998 年的年初,它引起了整个北半球的大流行,同样也包括我国台湾在内。1999 年底出现的是另一个不一样的北京型 A 型流感病毒,也曾引起较大规模的流行。A 型流感病毒的抗原变异性比 B 型病毒为高,所以 A 型病毒所引起的流行规模通常也比较大。历史上,在 1889 年、1918 年、1957 年、1968 年与 1997 年都曾经出现高度变异的新型 A 型流感病毒,均引起了相当可怕的世界性大流行。最严重的一次是在 1918 到 1919 年间的大流行。1997 年在香港所发生的禽型流感,则是一种全新的病毒。这种病毒的抗原形式从未在人类历史上出现过,所

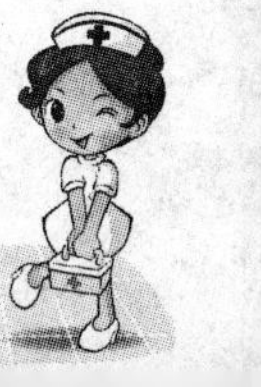

目前还没有可预防人类感染甲型 H1N1 流感病毒的疫苗，其他季节性的流感疫苗能预防甲型 H1N1 流感病毒吗?

现阶段并没有必要扎堆接种普通流感疫苗，因为预防季节性的流感疫苗对预防甲型 H1N1 流感并无效果。相对而言，预防不能光靠流感疫苗，良好的卫生习惯更重要。正确的预防方法应该是：养成良好的个人卫生习惯，保证充足的睡眠，坚持合理锻炼，减轻心理压力，补充足够营养；勤洗手，尤其是在接触过公共物品后要洗手；打喷嚏和咳嗽时，应用纸巾捂住口鼻。

以学者们相当担心它会引起可怕的全世界流行。一旦发生这种现象，可能又会有上百万、上千万的人因此而死亡。幸运的是，这种病毒还未适应人类的细胞，目前仅少数人发生机会性感染。

但是，这种警讯是我们必须随时注意的。上次的全世界流感大流行已经过去了很多年，如果出现一个全新的病毒，在现代空中交通发达的情况下，我们可以预期它将在数月之内袭卷全世界。一般的感冒通常只出现打喷嚏、咳嗽等呼吸道症状，几天后就没事了。流感则会出现高热、寒战、头痛、肌肉酸痛、关节痛、倦怠、食欲不振、眼睛发红等严重症状。所以即使是成人，也常常因患流感而无法正常工作。这种全身性的不适症状常在 3 天左右后消退，但是也有可能出现 4~8 天的高热。此外，因为大多数的成人对于一般的感冒病毒多少都有免疫力，所以一般的感冒大多只侵犯儿童。流感则因为病毒突变，会使得全家大小都生病,这是它临床上的另一个特征。

流感病毒的结构决定了它总能侵害你。流感病毒的遗传物质是单链的核糖核酸(RNA),而不是你我身体中的遗传物质 DNA。有两种蛋白质像大头针一样“扎”在流感病毒的蛋白质外壳上,一种叫做血凝素(HA),另一种叫做神经氨酸酶(NA)。HA 和 NA 的作用是负责让准备入侵细胞的和已经在细胞内复制、组装好的病毒顺利进出细胞。人体的免疫系统也正是以 HA 和 NA 作为“靶子”的。

如果指导 HA 和 NA 合成的流感病毒 RNA 发生了变化(这种变化发生的可能性要比 DNA 变化的可能性大),那么人体免疫系统可能对改变了结构的 HA 和 NA“视而不见”。直到流感痊愈,你才能获得对新的 HA 和 NA 的识别能力,不过很不幸:下一次流感病毒的 HA 和 NA 可能又变得让你的免疫系统无法识别了。

迄今为止已经发现了 16 种 HA 和 9 种 NA。科学家使用 HA 和 NA 区别各种流感病毒的身份,例如 1968 年的“香港型”流感病毒被称做 H3N2。

二、甲型 H1N1 流感的诊断

1. 诊断依据

人感染甲型 H1N1 流感的诊断主要结合流行病学史、临床表现和病原学检查等。临床上早发现、早诊断是治疗的关键。

(1) 临床表现

甲型H1N1流感的潜伏期一般为1~7天,较禽流感及其他流感的潜伏期长。

人感染甲型H1N1流感后的早期症状与普通人流感相似，包括发热、咳嗽、咽痛、身体疼痛、头痛、打寒战和疲劳等,有些还会出现腹泻或呕吐、肌肉痛或疲倦、眼睛发红等症状。

部分患者病情可迅速进展,来势凶猛,突然高热(体温超过39℃),甚至继发严重肺炎、急性呼吸窘迫综合征、肺出血、胸腔积液、全血细胞减少、肾功能衰竭、败血症、休克及Reye综合征、呼吸衰竭及多器官受损,导致死亡。

肺部体征常不明显,部分患者可闻及湿罗音或有肺部实变体征等。

(2) 实验室检查

① 外周血象

白细胞总数一般不高或降低。重症患者多有白细胞总数及淋巴细胞

如何正确看待这次甲型H1N1流感疫情?

这次在墨西哥等国发生的人感染甲型H1N1流感的病原体为多种流感病毒的混合体，特点是传播速度快、无预防疫苗。我国香港已经确诊首例甲型流感患者。当前,我国动物疫控及有关部门在各级党政领导下,协同配合、联防联控,采取了一系列综合防控措施，以防止疫情的传入和蔓延。因此,我们要在思想上对这次疫情高度重视,但不必恐慌。

减少，并有血小板降低。

② 血清学诊断

可采用间接ELISA、抗原捕捉ELISA、荧光免疫法等。

③ 逆转录-聚合酶链式反应(RT-PCR)

由于PCR技术具有简便、快速、灵敏、特异性强等特点，已用于甲型H1N1流感病毒基因的检测和分子流行病学调查等。

④ 病毒分离

从患者呼吸道标本(咽拭子、口腔含漱液、鼻咽或气管吸出物、痰或肺组织)中分离甲型H1N1流感病毒常用的方法有鸡胚接种法和细胞培养法。现有的诊断方法中，病毒分离法是较敏感的，但需要2~3周的时间。

(3) 胸部X线检查

并发肺炎时X线表现为肺内片状影。严重者片状影范围广泛。

2. 诊断标准

(1) 医学观察病例

曾到过"猪流感"疫区，或与病猪及"猪流感"患者有密切接触史，1周内出现流感样临床表现者。对列为医学观察病例者，要进行为期7天的医学观察(根据病情可以居家或医院隔离)。

(2) 疑似病例

曾到过疫区，或与病猪及"猪流感"患者有密切接触史(也可流行病学史

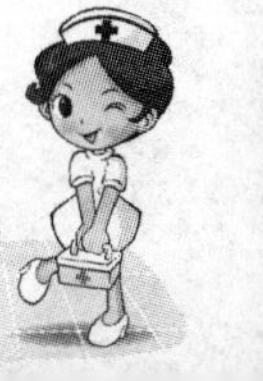

不详)，1 周内出现流感样临床表现，呼吸道分泌物、咽拭子、痰液、血清 H 亚型病毒抗体阳性或核酸检测阳性。

(3) 临床诊断病例

被诊断为疑似病例，且与其有共同暴露史的人被诊断为确诊病例者。

(4) 确诊病例

从呼吸道标本或血清中分离到特定病毒；采用 RT-PCR 法对上述标本进行检测，有甲型 H1N1 病毒 RNA 存在，经过测序证实，或两次血清抗体滴度 4 倍或 4 倍以上升高，可确诊为人感染甲型 H1N1 流感。

3. 鉴别诊断

人感染甲型 H1N1 流感应注意与禽流感、上呼吸道感染、其他流感、肺炎、SARS、传染性单核细胞增多症、巨细胞病毒感染、军团菌肺炎、衣原体肺炎、支原体肺炎等疾病鉴别。

三、甲型 H1N1 流感的治疗

研究表明，近期分离到的甲型 H1N1 流感病毒对神经氨酸酶抑制剂类药物敏感，对金刚烷胺和金刚乙胺耐药。因此，世界卫生组织和美国疾病控制中心(CDC)均建议使用奥司他韦或扎那米韦治疗和预防人感染甲型 H1N1 流感病毒，但尚无有效的预防疫苗。

对疑似和确诊患者应进行就地隔离治疗，强调早期治疗。

对人感染甲型 H1N1 流感目前主要是综合、对症和支持治疗。注意休息，多饮水，注意营养，密切观察病情变化。发病初 48 小时是最佳治疗期，对高热、临床症状明显者，应拍胸片、查血气。

1. 常规治疗

(1) 抗病毒治疗

应及早应用抗病毒药物，可试用奥司他韦，剂量为 75mg/d，疗程 5 天。儿童慎用。从美国最近的甲型 H1N1 流感病毒感染者标本中分离出的病毒对奥司他韦和扎那米韦是敏感的，对金刚烷胺和金刚乙胺耐药。

(2) 应用抗生素

如出现细菌感染，可加用抗生素治疗。

2. 中医辨证治疗

毒袭肺卫

症状：发热、恶寒、咽痛、头痛、肌肉酸痛、咳嗽。

治法：清热解毒，宣肺透邪。

参考方药：炙麻黄、杏仁、生石膏、柴胡、黄芩、牛蒡子、羌活、生甘草。

常用中成药：莲花清瘟胶囊、银黄类制剂、双黄连口服制剂。

毒犯肺胃

症状：发热或恶寒、恶心、呕吐、腹痛腹泻、头痛、肌肉酸痛。

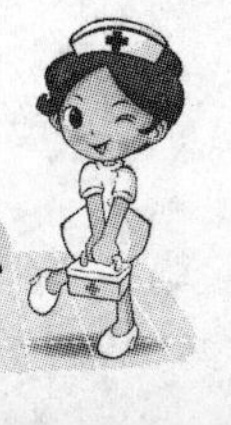

人感染甲型H1N1流感诊疗流程

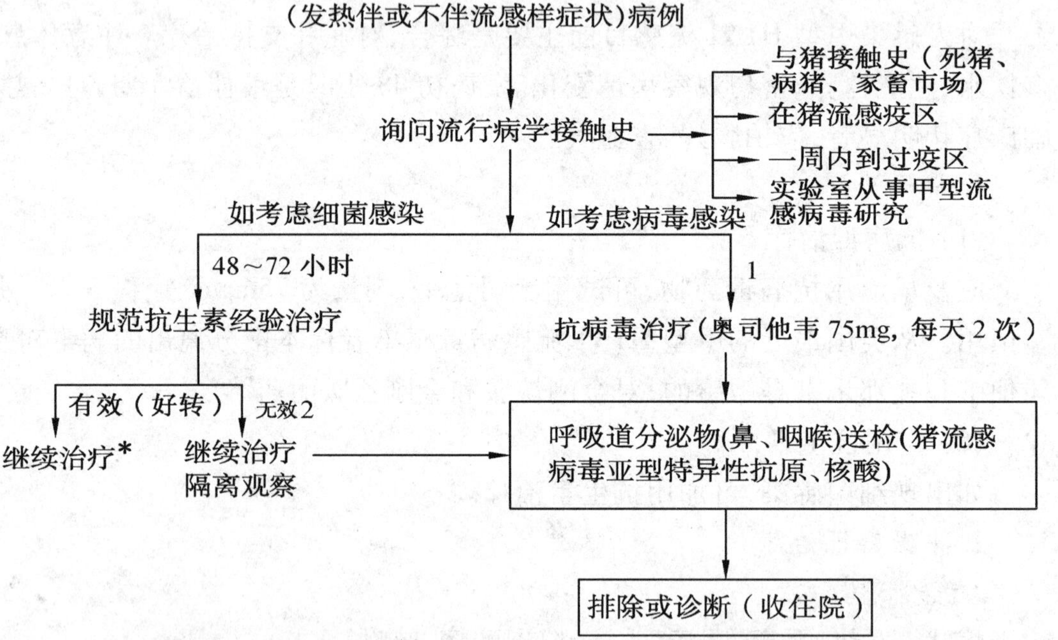

注：① 对发热伴或不伴流感样症状的患者，如临床发现有相关流行病学接触史，必须及时向有关部门报告，启动程序并采取相应措施；② 对上述患者如未发现流行病学接触史，在正规治疗 48~72 小时后临床仍未见好转，应隔离观察治疗，并及时向有关部门报告，启动程序并采取相应措施。

* 治疗后症状体征消失 3 天可出院。

治法：清热解毒，化湿和中。

参考方药：葛根、黄芩、黄连、苍术、藿香、姜半夏、苏叶、厚朴。

常用中成药：葛根芩连微丸、藿香正气制剂等。

毒壅气营

症状：高热、咳嗽、胸闷憋气、喘促气短、烦躁不安甚至神昏谵语。

治法：清气凉营。

参考方药：炙麻黄、杏仁、瓜蒌、生大黄、生石膏、赤芍、水牛角。

常用中成药：必要时可选用安宫牛黄丸以及痰热清、血必净、清开灵、醒脑静注射液等。

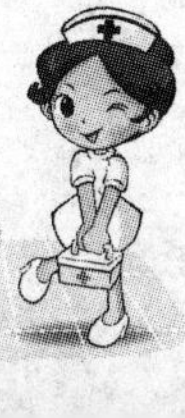

第三章

甲型 H1N1 流感的预防与控制

甲型 H1N1 流感病毒可直接从猪传染给人,亦可出现人际间传播。感染病毒的猪或人是主要的传染源,隐性感染者也具有传染性。人也可能通过接触到被甲型 H1N1 流感病毒污染的物品后触摸口鼻而获得感染,因此,被甲型 H1N1 流感病毒污染的环境也是潜在的感染来源。其传播途径与季节性流感类似。

现有资料表明,人感染甲型 H1N1 流感病毒后,传染期为发病前 1 天至发病后 7 天。若病例发病 7 天后仍有发热症状,表示仍具有传染性。儿童尤其是幼儿,传染期可能长于 7 天。

对于人感染甲型 H1N1 流感防控工作来说,能做到早发现、早报告、早隔离、早治疗人感染甲型 H1N1 流感病例,是提高人感染甲型 H1N1 流感的防治水平和应对能力,及时、有效地控制疫情传播与蔓延的关键。

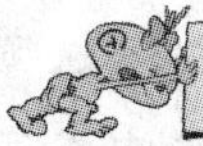

一、预防永远是第一位的

1. 控制传染源

开展人际间和猪类流感疫情监测。一旦发现猪类或其他动物感染猪流感病毒，应按照《动物检疫法》有关规定，对疫源地进行彻底消毒，对确诊病例及疑似病例进行隔离。

2. 切断传播途经

对发现有病猪的养殖场、曾销售病猪肉的摊档、患者所在单位与家庭等进行消毒；对病死猪等废弃物应立即就地销毁或深埋；对收治病人的诊室和病房按禽流感、SARS标准做好隔离消毒；标本按照不明原因肺炎病例要求进行运送和处理。

对这次甲型H1N1流感疫情有何预防措施？

流感病毒主要通过空气和接触传播，因此咳嗽或者打喷嚏时应该掩住口、鼻；由于流感病毒往往可以在一些日常用品表面上存活一段时间，因此应勤洗手，还可经常用酒精为日常用品消毒。此外，少在人多的地方“扎堆”也是降低感染概率的一个有效方法。最后，一旦发现染病，患者应尽量避免外出，以防将病毒传染他人。

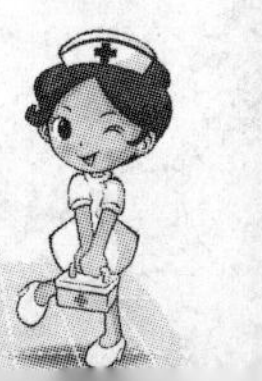

3. 保护易感人群

养成良好的个人卫生习惯,保证充足的睡眠,勤于锻炼,减轻压力,提供足够营养;避免接触有流感样症状(发热、咳嗽、流涕等)或肺炎等呼吸道病人;注意个人卫生,经常使用肥皂和清水洗手,尤其在咳嗽或打喷嚏后;避免接触生猪或前往有猪的场所;避免前往人群拥挤的场所;咳嗽或打喷嚏时用纸巾遮住口鼻,然后将纸巾丢进垃圾桶;如在境外出现流感样症状(发热、咳嗽、流涕等),应立即就医(就医时应戴口罩),并向当地公共卫生机构和检验检疫部门说明。

4. 加强医院内感染的控制

对疑似病例或确诊病例进行隔离并要求佩戴外科口罩;医务人员要做好个人防护,加强手卫生,使用快速手消毒剂进行手消毒;发热门诊和感染性疾病科等重点部门的医务人员应佩戴外科口罩,必要时佩戴护目镜或防护口罩;对发热门诊和感染性疾病科等重点部门应当加强室内通风。

5. 强化规范病例报告系统

各级医疗机构发现疑似、临床和确诊病例时,于2小时内通过国家疾病监测信息报告管理系统进行网络直报,报告疾病类别选择"其他类传染病"下的"人感染甲型H1N1流感"。

为加强相关疫情处理信息的报告,暂通过国家突发公共卫生事件报告管理信息系统进行事件调查处理和病例个案信息报告,报告事件类别选择"其他类传染病"下的"人感染甲型H1N1流感"。

对报告的所有病例立即进行流行病学现场调查，调查内容包括：病例基本情况、居住地及家庭背景、发病和就诊经过、临床表现、实验室检查、诊断和转归情况、暴露史、旅行史、密切接触者情况等。其他相关调查可通过专项研究进行。

在疫情调查处理进程中或结束后，应及时对流行病学资料进行整理、分析，撰写流行病学调查报告，并及时向上级疾病预防控制机构和同级卫生行政部门报告。同时，各省级疾病预防控制机构将人感染甲型 H1N1 流感病例流行病学调查表和流行病学调查报告上报中国疾病预防控制中心。所有流行病学调查原始资料、分析结果和调查报告应及时整理归档。

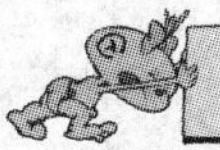

二、启动应急监测方案

一旦发现疫情，必须立即按要求启动国家卫生部公布的《人感染甲型 H1N1 流感应急监测方案》，争取早发现、早报告人感染甲型 H1N1 流感病例，及时、有效地采取防控措施，预防可能出现的人感染甲型 H1N1 流感疫情的传播和蔓延。

1. 监测启动条件

相关地区若发生以下情况之一，应立即启动人感染甲型 H1N1 流感应急监测工作：

① 由省级农业部门确认发生动物猪流感疫情。

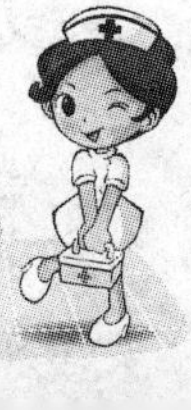

② 接壤国家或地区发生动物猪流感或人感染甲型 H1N1 流感疫情。

③ 出现人感染甲型 H1N1 流感确诊病例。

2. 监测范围的确定

(1) 发生动物猪流感疫情

① 在当地农业部门划定的动物疫区范围所涉及的县(市、区)开展应急监测工作。

② 若某县(市、区)的动物疫情发生在边界乡镇,则与其边界相接壤的其他县(市、区)也要开展应急监测工作。接壤国家在边境地区发生动物猪流感疫情或人感染甲型 H1N1 流感疫情,与其边界接壤的县(市、区)要开展应急监测工作。

(2) 出现人感染甲型 H1N1 流感确诊病例

① 发生人感染甲型 H1N1 流感确诊病例的县(市、区)启动应急监测。

② 若发现的人感染甲型 H1N1 流感确诊病例为输入病例,则病例的原发县(市、区)应同时启动应急监测。

中国卫生部长陈竺 4 月 30 日表示,本次甲型 H1N1 流感具有四个特点:

一是此次疫情由新的猪流感病毒变异株引起,人群普遍易感,已引起跨国、跨洲传播。

二是出现了人传人病例。

三是目前墨西哥出现了较多的重症和死亡病例。

四是流感病人在发病前一天已可排毒,有些人感染后不发病,但仍然具有传染性,隐性传染比例相当高。

3. 监测对象

监测范围内的流感样症状至肺炎不同程度疾病表现的病例(体温≥38℃)。

4. 监测时限

① 发生动物疫情的地区,应急监测开始于农业部门发现疫情之日,止于农业部门解除封锁后7天。

② 没有动物疫情,但出现确诊病例时,应急监测始于卫生部门确诊疫情之日,止于该病例的最后一例密切接触者的医学观察期的结束之日。

③ 同时出现动物疫情和人感染病例,以较后的结束日期作为终止监测日期。

5. 监测方法

应急监测期间,监测县(市、区)内的各级医疗机构对前来就诊的监测对象进行登记并上报至当地疾病预防控制中心,再逐级上报至省级疾病预防控制中心。

当地疾病预防控制中心对上报的病例进行追踪和排查,按照相关要求和标准采集所有病例的呼吸道标本,进行甲型H1N1流感病毒的相关检测。

通常,先由省级及以下疾控机构进行初步检测,阳性标本送中国疾病预防控制中心复核。省级疾控机构不具备检测条件的,送中国疾病预防控制中心或邻近具备相应条件和资格认证的省级疾控机构进行检测。

如何保护自己远离甲型H1N1流感?

(1) 对于那些表现出身体不适、出现发热和咳嗽症状的人,要避免与其密切接触;

(2) 勤洗手,要使用香皂彻底洗净双手;

(3)保持良好的生活习惯,包括睡眠充足、吃有营养的食物、多锻炼身体。

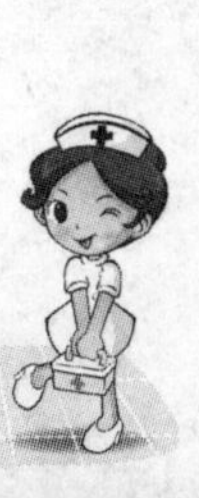

三、现场标本采集和实验室检测

按照要求采集相关标本进行检测。

甲型 H1N1 流感病毒培养应在具有资质的 BSL-3 实验室中进行，标本的储存、包装和运送应按照《病原微生物实验室生物安全管理条例》(国务院 424 号令)和《可感染人类的高致病性病原微生物菌(毒)种或样本运输管理规定》(中华人民共和国卫生部第 45 号令)等有关规定执行。

1. 甲型 H1N1 病毒的检测

所有甲型 H1N1 病毒疑似病例，均应采集上呼吸道标本来检测甲型H1N1 病毒。

2. 推荐采集的呼吸道标本

发病后应尽快采集如下标本：鼻咽拭子、吸取物或者鼻腔冲洗液、吸取物。如果不能收集这些标本，可合并鼻拭子与口咽拭子。气管插管的患者，应收集气管吸取物。标本应置于无菌病毒运输液(VTM)，并立即用冰块或冰排保存或置于 4℃ 环境之中(冰箱)，然后马上运送至实验室。临床样品收集人员及实验室人员的感染控制指导请见相关文件。

3. 拭子

理想的情况下，标本应使用头部为合成纤维(如聚酯纤维)的拭子，用铝或塑料做杆。不推荐棉拭子和木杆。不能用海藻酸钙拭子收集标本。标本采集管应包含3毫升病毒运输液(如含有蛋白质稳定剂,含有阻止细菌和真菌生长的抗生素,含有缓冲液)。

4. 临床标本储存

所有呼吸道标本应保存在4℃环境之中，并尽快放置在-70℃环境之中。如果没有-70℃度冰箱,标本保存在4℃下不应超过4天。

5. 临床标本运输

临床标本应按照A类包装要求运送,并用干冰运输。

所有标本应标示清楚。疑似病例标本运送应包含的信息请参照禽流感标本运输。

6. 检测程序

呼吸道标本应首先应用Real-time RT-PCR方法检测A型流感病毒的M基因、Swine(H1N1)的HA基因和NP基因,以及质控对照RNP基因。同时,接种MDCK细胞或SPF鸡胚进行病毒分离,并测定病毒的全基因组序列。

7. 推荐的检测方法

用Real-time RT-PCR方法检测甲型H1N1病毒。

8. 快速流感抗原检测

一些商用快速检测可以区分A型和B型流感病毒。快速检测实验A型流感病毒阳性的病例符合可能病例的标准。但这些实验对检测人感染甲型

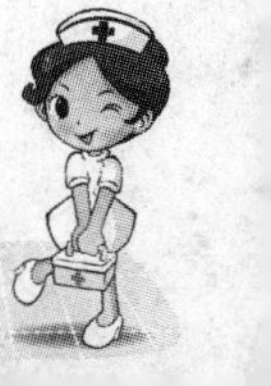

H1N1 病毒临床标本的敏感性和特异性未知，而且检测季节性流感病毒的灵敏度不佳。因此,快速检测阴性结果可能是假阴性,不能作为甲型 H1N1 流感感染的最后诊断依据。

9. 免疫荧光法(或装配的 IFA)

免疫荧光试验可以区分 A 型和 B 型流感病毒 。检测 A 型流感病毒阳性的病例符合可能病例的标准。免疫荧光试验结果的准确度取决于临床标本的质量及检测人员的操作技能。该试验对检测人感染甲型 H1N1 病毒临床标本的敏感性和特异性未知。因此,免疫荧光试验阴性结果可能是假阴性,不能作为甲型 H1N1 流感感染的最后诊断依据。

10. 病毒培养

用 MDCK 细胞和 SPF 鸡胚分离出甲型 H1N1 病毒即可确诊感染甲型 H1N1 病毒,但无法及时为临床诊断提供结果,且病毒分离结果为阴性并不能排除感染甲型 H1N1 病毒。

四、做好现场消毒

出现人感染甲型 H1N1 流感病例后，应及时对可能被污染的场所环境和物品进行严格消毒处理。仅出现动物甲型 H1N1 流感疫情时,各级疾病预防控制机构应配合当地农业部门开展现场消毒。

家中有人出现流感症状时应如何照料?

(1) 将患者与家中其他人隔离开来,至少保持1米的距离;

(2) 照料患者时应用口罩等遮盖物遮掩住嘴和鼻;

(3) 不管是从商店购买还是家中自制的遮盖物,都应在每次使用后丢弃或用适当方法彻底清洁;

(4) 每次与患者接触后,都应用肥皂彻底洗净双手;患者所居住的房间应保持空气流通,经常打开门窗,保持通风;

(5) 如果你所在的国家或地区已经出现甲型H1N1流感病例,应按照国家或地方卫生部门的要求处理出现流感症状的家人。

1. 消毒原则

对于病原体抵抗力低、主要通过近距离飞沫传播的传染病,消毒对于切断传播途径的意义有限。但由于甲型H1N1流感的传播途径尚未完全清楚,对空气及有关物品及时进行消毒处理是必要的,特别是必须做好疫点的消毒处理,尤其是终末消毒。疫点消毒的目的是杀灭疫点内的病原体,切断传播途径,以防止其感染易感人群。

终末消毒必须在当地疾病预防控制部门的指导下,由掌握有关消毒知识的人员及时进行消毒处理,原则上直接由当地疾病预防控制部门的消毒人员进行终末消毒。在医院,对传染病患者的终末消毒由医院或病区安排专人进

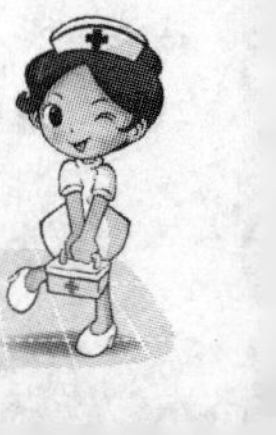

行。消毒人员开展消毒前应接受培训，经考查合格后上岗。终末消毒进行得越及时、越彻底，防疫效果就越好。

疫点终末消毒的范围和对象应由流行病学医师根据有关指征确定，应包括被传染原排出的病原体污染的物品和环境、患者尸体等。

终末消毒有较强的时效性，为保证消毒效果，接到疫情报告后，城市应在6小时内，农村应在12小时内采取消毒措施。对于通风良好的场所，如果间隔时间较长，可以不进行空气消毒。

进行疫点消毒时应首选物理消毒的方法，采用化学消毒方法时，要注意选择合格的消毒剂。我国采取的是消毒剂审批管理制度（卫生部）。在选购时，首先应检查其使用说明书和标签上是否有卫生部的批准文号，然后看其是否在有效期内，再按说明书对不同的消毒对象选择适宜的消毒剂。消毒剂的使用剂量应以使用说明书为准。

2. 终末消毒程序

出发前，应检查所需消毒用具、消毒剂和防护用品，做好准备工作。

消毒人员到达疫点，首先查对门牌号和患者姓名，并向有关人员说明来意，做好防疫知识宣传，禁止无关人员进入消毒区域内。

脱掉的外衣应放在自带的布袋中（不要放在已污染或可能受到污染的地方）。消毒时要穿工作衣、隔离服、胶鞋（或鞋套），戴上N95口罩、帽子、防护眼镜、一次性乳胶手套等。

仔细了解患者患病前和患病期间居住的房间、活动场所，用过的物品、家具，吐泻物、污染物倾倒或存放地点，以及污水排放处等，并据此确定消毒范围和消毒对象。根据消毒对象及其污染情况，选择适宜的消毒方法。

进入疫点时，应先用喷雾消毒的方法在地面消毒出一条1.5米左右宽的通道，供消毒前的测量、采样和其他处理用。

测算房屋、家具及地面需消毒的面积和体积。

必要时，由检验人员对不同消毒对象进行消毒前采样。

消毒前应关闭门窗，将未被污染的贵重衣物、饮食类物品、名贵字画及陈列物品收藏好。

对室内空气和物体表面进行消毒时，如果只进行物体表面消毒，应按照先上后下、先左后右的次序，依次进行喷雾消毒。喷雾消毒可用0.2%~0.5%的过氧乙酸溶液或有效氯为1000mg/L~2000mg/L的含氯消毒剂溶液。泥土墙吸液量为150ml/m^2~300ml/m^2，水泥墙、木板墙、石灰墙为100ml/m^2。对上述各种墙壁的喷洒消毒剂溶液的量不宜超过其吸液量。地面消毒先由外向内喷雾一次，喷药量为200ml/m^2~300ml/m^2，待室内消毒完毕后，再由内向外重复喷雾一次。以上消毒处理，作用时间应不少于60分钟。

患者用过的餐（饮）具、污染的衣物若不能集中在消毒站消毒时，可在疫点进行煮沸消毒或浸泡消毒。作浸泡消毒时，必须使消毒液浸透被消毒物品，可用有效氯为250mg/L~500mg/L的含氯消毒剂溶液浸泡30分钟后，再用清

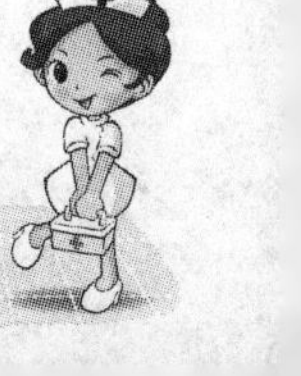

水洗净。对污染重、经济价值不大的物品和废弃物,在征得病家同意后焚烧。

室内消毒后,若还可能存在污染,对厕所、垃圾、下水道口、自来水龙头、缸水和井水等进行消毒。

疫点消毒工作完毕,对消毒人员穿着的工作服、胶靴等进行喷洒消毒后脱下。将衣物污染面向内卷在一起,放在布袋中带回消毒。所用消毒工具表面用消毒剂进行擦洗消毒。

必要时,在到达规定的消毒作用时间后,由检验人员对不同消毒对象进行消毒后采样。

填写疫点终末消毒工作记录。

如果感觉自己患上了流感,应该怎么办?

(1) 如果感觉不适,出现高热、咳嗽或喉咙痛,应该待在家中,不要去上班、上学或者去其他人员密集的地方;

(2) 多休息,喝大量的水;

(3) 咳嗽或打喷嚏时,用一次性纸巾遮掩住嘴和鼻,用后的纸巾应处理妥当;

(4) 勤洗手,每次洗手都应用肥皂彻底清洗,尤其咳嗽或打喷嚏后更应如此;

(5) 将自己的症状告诉家人和朋友,并尽量避免与他人接触。

离开病家前,嘱病家在达到消毒作用时间后开窗通风,擦拭打扫。

3. 消毒人员注意事项

出发前,要检查应携带的消毒工具是否齐全无故障,消毒剂是否足够。

应主动取得病家的合作和相关人员的配合。应尽量采用物理方法消毒。在用化学方法消毒时,应尽量选择对相应致病微生物杀灭作用良好,对人、畜安全,对物品损害轻微,对环境影响小的消毒剂。

工作人员在工作中要注意个人防护,严格遵守操作规程和消毒制度,以防受到感染。

消毒过程中,不得随便走出消毒区域,禁止无关人员进入消毒区内。

消毒应有条不紊,突出重点。凡应消毒的物品,不得遗漏。严格区分已消毒和未消毒的物品,勿使已消毒的物品再次污染。

携回的污染衣物应立即分类作最终消毒。

清点所消耗的药品器材,加以整修、补充。

填好的消毒记录应及时上报。

4. 各种污染对象的消毒方法

(1) 空气

房屋经密闭后,每立方米用 15% 的过氧乙酸溶液 7 毫升,使用过氧乙酸熏蒸器进行消毒,也可置于瓷或玻璃器皿中,底部用装有适量酒精的酒精灯加热蒸发,熏蒸 2 小时后即可开门窗通风。熏蒸消毒时要注意防火,还要注意

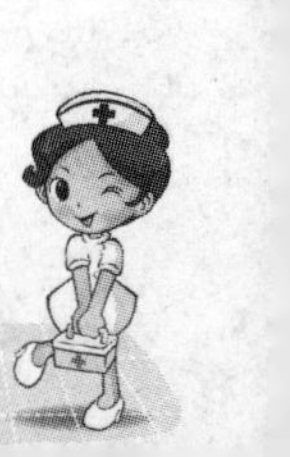

过氧乙酸有较强的腐蚀性。对于容积较大的房屋，密闭后应用2%的过氧乙酸溶液按每立方米8毫升的量进行气溶胶喷雾消毒，作用1小时后即可开门窗通风。应确保公共场所的空调系统安全，防止暴发流行。

(2) 衣服、被褥、书报、纸张

耐热、耐湿的纺织品可煮沸消毒30分钟，或用流通蒸汽消毒30分钟，或用有效氯为250mg/L~500mg/L的含氯消毒剂浸泡30分钟；不耐热的毛衣、毛毯、被褥、化纤尼龙制品和书报、纸张等，可采取过氧乙酸熏蒸消毒。熏蒸消毒时，将欲消毒衣物悬挂室内（勿堆集一处），密闭门窗，糊好缝隙，每立方米用15%的过氧乙酸7毫升，置于瓷或玻璃容器中加热熏蒸1~2小时；或将被消毒物品置于环氧乙烷消毒柜中，在温度为54℃、相对湿度为80%的条件下，用环氧乙烷气体（800mg/L）消毒4~6小时；或用高压灭菌蒸汽进行消毒。

(3) 患者排泄物和呕吐物

对患者的排泄物、分泌物要及时消毒处理。每病床须配备加盖容器，装足量1500mg/L~2500mg/L的有效氯溶液，用于排泄物、分泌物的随时消毒。将排泄物、分泌物直接放入消毒液中，作用时间为30~60分钟。消毒后可直接倒入病房卫生间。

(4) 餐（饮）具

首选煮沸消毒15~30分钟，或流通蒸汽消毒30分钟。也可用0.5%的过氧乙酸溶液或有效氯为250mg/L~500mg/L的含氯消毒剂溶液浸泡30分钟后，再用清水洗净。

(5) 食物

瓜果、蔬菜类可用0.2%~0.5%的过氧乙酸溶液浸泡10分钟，或用12mg/L臭氧水冲洗60~90分钟。患者的剩余饭菜不可再食用，煮沸30分钟，或用20%的漂白粉乳剂、有效氯为50 000mg/L的含氯消毒剂溶液浸泡消毒2小时后处理；也可作焚烧处理。

(6) 家用物品、家具

可用0.3%~0.5%的过氧乙酸溶液或有效氯为1000mg/L~2000mg/L的含氯消毒剂进行浸泡、喷洒或擦洗消毒。

(7) 手与皮肤

用0.5%的碘伏溶液(含有效碘5000mg/L)或0.5%的氯己定醇溶液涂擦，作用1~3分钟。也可用75%的乙醇或0.1%的苯扎溴铵溶液浸泡1~3分钟。必要时，用0.2%的过氧乙酸溶液浸泡，或用0.2%的过氧乙酸棉球、纱布块擦拭。

(8) 患者的尸体

患者的尸体用0.5%的过氧乙酸溶液浸湿的布单严密包裹后尽快火化。

(9) 运输工具

车、船内空间，可用0.5%的过氧乙酸溶液或有效氯为10 000mg/L的含氯消毒剂溶液喷洒至表面湿润，作用60分钟。密封空间，可用过氧乙酸溶液熏蒸

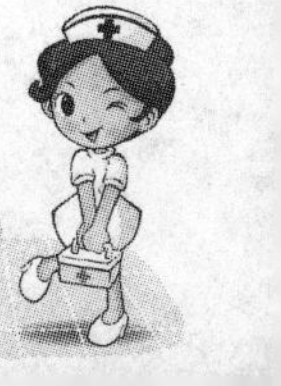

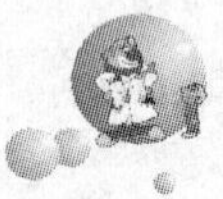

消毒，每立方米用15%的过氧乙酸7毫升，还可用2%的过氧乙酸进行气溶胶喷雾，用量为每立方米8毫升，作用60分钟。

(10) 垃圾

可燃物质尽量焚烧，也可喷洒10 000mg/L的有效氯含氯消毒剂溶液，作用60分钟以上。消毒后深埋。

(11) 疫点内的生活污水

尽量将生活污水集中在缸、桶中进行消毒。每10升污水加入有效氯为10 000mg/L的含氯消毒溶液10毫升，或加漂白粉4克，混匀后作用1.5~2小时，余氯为4mg/L~6mg/L时即可排放。

为方便工作，可将各种污染对象常用消毒方法、消毒剂量等列表(见下表)，现场消毒时参照进行。

5. 公共场所的消毒方法

公共场所的预防性措施应以清洁为主，消毒的意义有限。

如果自己认为需要医学治疗，应该怎么办？

(1) 去医疗机构之前，应首先与医护人员进行联系，报告自己的症状，解释为何会认为自己感染了甲型H1N1流感(例如自己最近去过暴发这种流感的某个国家)，然后听从医护人员的建议；

(2) 如果没法提前与医护人员联系，那么当抵达医院寻求诊断时，一定要尽快把怀疑自己感染甲型H1N1流感的想法告诉医生；

(3) 在去医院途中，用口罩或其他东西遮盖住嘴和鼻子。

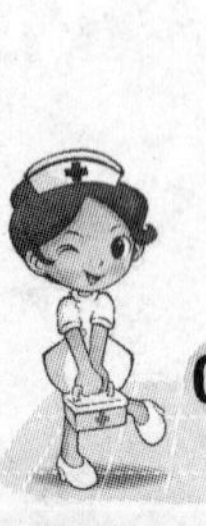

表　污染场所、污染物品的消毒处理方法与剂量

消毒场所	消毒方法	用　量	消毒时间
室外污染表面	500mg/L～1000mg/L二溴海因喷洒 1000mg/L～2000mg/L含氯消毒剂喷洒 漂白粉喷撒	500mL/m^2 500mL/m^2 20g/m^2～40g/m^2	30min 60min～120min 2h～4h
室内表面	250mg/L～500mg/L含氯消毒剂擦拭 500mg/L～1000mg/L二溴海因喷洒 1000mg/L～2000mg/L含氯消毒剂喷洒 2%过氧乙酸气溶胶喷雾 0.3%～0.5%过氧乙酸喷洒	适量 100 mL/m^2～500mL/m^2 100 mL/m^2～500mL/m^2 8mL/m^3 350mL/m^2	30min 60min～120min 60min 60min
室内地面	0.1%过氧乙酸拖地 0.3%～0.5%过氧乙酸喷洒 1000mg/L～2000mg/L含氯消毒剂喷洒	适量 200 mL/m^2～350mL/m^2 100 mL/m^2～500mL/m^2	60min 60min～120min
室内空气	紫外线照射 臭氧消毒 15%过氧乙酸熏蒸	1W/m^3 30mg/m^3 1g/m^3	30min～60min 30min 120min
餐、饮具	蒸煮 臭氧水冲洗 含氯消毒剂浸泡 远红外线照射	100℃ ≥12mg/L 250 mg/L～500mg/L 120℃～150℃	10min～30min 60min～90min 15min～30min 15min～20min

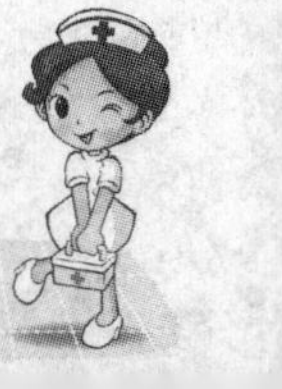

续表

消毒场所	消毒方法	用　量	消毒时间
被褥、书籍、电器、电话机	环氧乙烷简易熏蒸 0.3%～0.5%过氧乙酸擦拭	1500mg/L 适量	16min～24h
服装、被单	煮沸 250mg/L～500mg/L含氯消毒剂浸泡 0.04%过氧乙酸浸泡	100℃ 淹没被消毒物品 淹没被消毒物品	30min 30min 120min
游泳池水	加入含氯消毒剂 加入二氧化氯	余氯0.5mg/L 5mg/L	30min 5min
污水	10%～20%漂白粉溶液搅匀 30000mg/L～50000mg/L含氯消毒液搅匀	余氯4mg/L～6mg/L	30min～120min
粪便、分泌物	漂白粉干粉搅匀 30000mg/L～50000mg/L含氯消毒剂	1∶5 2∶1	2h～6h 2h～6h
尿	漂白粉干粉搅匀 10000mg/L含氯消毒剂搅匀	3% 1∶10	2h～6h 2h～6h
便器	0.5%过氧乙酸浸泡 5000mg/L含氯消毒剂溶液浸泡	浸没便器 浸没便器	30min～60min 30min～60min
手	2%碘酒、0.5%碘伏、0.5%氯己定醇液擦拭 75%乙醇、0.1%新洁尔灭浸泡	适量 适量	1min～2min 5min
运输工具	2%过氧乙酸气溶胶喷雾	$8mL/m^3$	60min

非甲型 H1N1 流感流行区的公共场所是安全的,只要平时注意加强通风、保持好环境卫生即可,不需专门针对甲型 H1N1 流感开展消毒工作。

对甲型 H1N1 流感流行区的公共场所,除要加强通风、保持好环境卫生外,还要对重点部位以及人员活动频繁的室内地面进行消毒。

对特定场所,在特定时间内可以进行全方位消毒,也可根据疫情警报的等级采取相应的消毒处理措施。

对需要消毒的场所和物品,应首选物理消毒方法。无法使用物理方法的,可采用化学方法。对空气消毒时,应选择连续的物理消毒方法。

公共场所是指除公共交通工具以外的《公共场所卫生管理条例》第二条所规定的所有场所,包括餐馆、饭店,商务楼、商场,体育场馆、文化娱乐场所,洗浴、理发、美容场所,候诊室、候车(机、船)室等。

需要日常消毒的场所和物品:宾馆及饭店的床单、被罩、浴巾、毛巾,卫生间的马桶、浴缸,厨房和餐厅的餐饮具、厨具,服务人员的手等,以及《公共卫生管理条例》《学校卫生工作条例》和相关法律、法规中涉及的需要消毒的物品。对于大型公共设施如宾馆、商场、超市、影剧院和会议中心等,应保证空调系统的供风安全。

需要日常清洁的场所和物品:所有水平的物体表面,如地板、电梯间、柜台、桌子、椅子,每天至少使用清洗剂和热水清洁一次。

对物体表面进行消毒时,可选用清洗、擦拭、喷雾和浸泡的方法。一般选

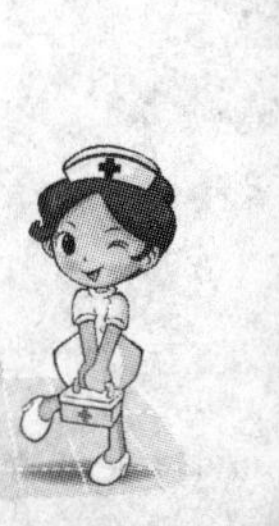

择含氯消毒剂，浓度为 500mg/L~1000mg/L，作用时间应不少于 30 分钟。

对食饮具可用流通蒸汽消毒 20 分钟（温度为 100℃）；煮沸消毒 15~30 分钟；使用远红外线消毒碗柜，温度达到 125℃，维持 15 分钟，消毒后温度应降至 40℃以下方可使用。对不具备热力消毒的单位或不能使用热力消毒的食饮具，可采用化学消毒方法，如用有效氯含量为 250mg/L~500mg/L 的含氯消毒液浸泡 30 分钟，消毒后清水冲洗、控干，保存备用。

衣服和被褥应勤洗、勤晒，消毒可用加热的方法，也可用除菌消毒洗衣粉和洗涤剂清洗衣物。

卫生间、厨房和居住的房间要经常打扫，卫生洁具可用有效氯含量为 500mg/L 的含氯消毒液清洗。

如确定公共场所为甲型 H1N1 流感的疫点，应按照疫点消毒的方法进行消毒处理。

6. 交通工具的消毒方法

（1）空气的通风

飞机、火车和地铁的空调车厢到港或到站后，应打开所有舱、车门进行通风换气，必要时，可使用大型电风扇吹风以加大换气量。公共汽车、出租车应随时开窗通风。

机舱或车厢内的桌、椅、门把手及厕所的马桶、洗手池等可用有效氯为 500mg/L 的含氯消毒剂喷洒、喷雾、擦拭（机舱内仅允许使用此法），作用 20~

30分钟。达到作用时间后应用清水擦拭，再用清洁的干布擦干，以去除残留的消毒剂。

(2) 疑似病例排泄物和分泌物的消毒

疑似病例应使用单独的卫生间，分泌物、排泄物不得直接进入马桶，应排入单独的密闭容器内，到达目的地后由专门的消毒清洁人员进行消毒处理。对粪便加2倍量10%~20%漂白粉乳液；呕吐物加1/5量干漂白粉，搅匀后加盖作用2小时；对病人的尿液每100毫升加漂白粉3克，搅匀后加盖，作用2小时后再倒入厕所。患者使用过的便器用2000mg/L的含氯消毒液浸泡30分钟，消毒后用水冲洗干净，干燥备用。

(3) 卧具的消毒

对耐热、耐湿的纺织品可煮沸消毒30分钟，或用有效氯为250mg/L~500mg/L的含氯消毒剂浸泡30分钟；不耐热的毛毯、被褥，可采取过氧乙酸熏蒸消毒。熏蒸消毒时，将欲消毒物品悬挂室内(勿堆集一处)，密闭门窗，糊好缝隙，每立方米用15%的过氧乙酸7毫升，放置瓷或玻璃容器中，加热熏蒸2小时；或将被消毒物品置环氧乙烷消毒柜中，在温度为54℃、相对湿度为80%的条件下，用环氧乙烷气体(800mg/L)消毒6小时；或用高压灭菌蒸汽进行消毒。

(4) 食饮具的消毒

疑似病人用过的食饮具，应密封保存，到目的地后由专门的消毒清洁人员进行消毒处理。一次性餐盒可焚烧。可重复使用的餐饮具可用沸水煮沸20

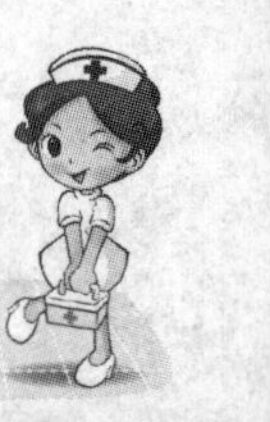

质检总局5月2日发出通知，疫区人员入境须测两次体

通知要求，来自疫病流行国家和地区的交通工具，要停靠在指定地点，使用专用廊桥和专用通道。交通工具上所有人员实施两次体温检测，第一次体温检测在交通工具上或在专用廊桥上逐一实施；第二次体温检测在口岸旅检通道实施。来自疫病流行国家和地区的发热病人(腋温≥38℃)，立即送指定医疗机构。交通工具上所有人员要登记个人信息，并全部交由当地疾控部门随访。根据世界卫生组织的通报，当前有确诊病例的国家和地区是墨西哥、美国、加拿大、新西兰、英国、西班牙、德国、以色列、奥地利、荷兰、瑞士。

分钟或用蒸锅流通蒸汽蒸15~30分钟，或使用红外线消毒碗柜，在125℃下维持15分钟的方法进行消毒；亦可使用有效氯含量为250mg/L~500mg/L的含氯消毒剂浸泡30分钟，然后用清水冲洗，去除残留消毒剂。

(5) 舱内空气的消毒

飞机到目的地后应立即对机舱内空气进行消毒，可采用循环风紫外线空气消毒机消毒的方法，或按照中国民航的有关规定，使用消毒剂进行喷雾消毒。消毒后，机舱内的设施应用温水擦拭，再用清洁的干布擦干。

(6) 火车厢、船舱内空气的消毒

车、船到达目的地后应立即对车厢、船舱内空气进行消毒，可采用0.3%~0.5%的过氧乙酸或3%的过氧化氢，按20ml/m³的量，使用气溶胶喷雾的方法消毒1小时，消毒结束后进行通风换气。对车厢、船舱内的设施消毒后应用温水擦拭，再用清洁的干布擦干。

其他交通工具在行进过程中发现疑似病例时，能停车的应立即停车，将病人送往附近的医院，护送人员要做好防护措施。不能停车的应按照上述在乘交通工具行进过程中发现病例时的消毒处理措施的原则处理。

未经消毒的飞机、车、船等不得继续使用。

注意事项

对机舱内的空气和物体表面消毒时，应按中国民航的有关规定进行。

消毒人员进行消毒操作时应戴口罩、帽子、乳胶手套、防护眼镜，穿隔离衣和胶鞋等，做好个人防护。

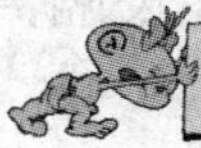

五、注意控制医院内感染

对疑似、临床和确诊病例，应送至定点医疗机构进行隔离治疗。医院应严格进行院内感染控制，合理布局，设置污染区、半污染区和清洁区，规范处理医疗废物，同时应对病人污染或可能污染的区域进行消毒处理。有条件的医院应启用负压病房，将疑似、临床和确诊病例分病房管理。医务人员和参与疫情现场处置的人员应采取适当的个人防护措施。

1. 隔离原则

对感染甲型 H1N1 流感病毒的疑似病例和确诊病例应尽早住院隔离，可将确诊病例置于同一房间，其余的应单间隔离。限制患者只在病室内活动，原

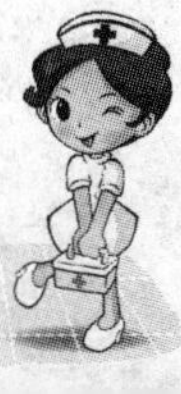

则上禁止探视、不设陪护，与患者相关的诊疗活动尽量在病区内进行。

2. 医院的隔离

(1) 呼吸道感染疾病门诊

独立设区，远离其他门诊、急诊，出入口与普通门诊、急诊分开，标识明显。

分别设立医务人员和患者专用通道。

分清洁区、半污染区和污染区，分区明确、无交叉，有明显标识。清洁区包括医务人员的值班室、更衣室、浴室、库房等，半污染区包括消毒室和防护用品更换室等，污染区包括患者可能进入的各类诊疗室、污物暂存处。在清洁区和半污染区、半污染区和污染区之间分别设立缓冲区，并设隔离屏障。

诊室和留观室通风良好。

留观者一人一间，房间内设卫生间。

患者病情允许时应戴口罩，不能离开留观室，严禁相互接触。

(2) 疑似病例病区

独立设区，与其他病区分隔无交叉，并保持一定距离。

分清洁区、半污染区和污染区，分区明显、无交叉，有明显标识。清洁区包括医务人员的值班室、会诊室、更衣室、浴室、库房等，半污染区包括治疗室、医护人员办公室、消毒室和防护用品更换室等，污染区包括病室、病区走廊和污衣、污物暂存处等。在清洁区和半污染区、半污染区和污染区之间分别设立缓冲区，并设隔离屏障。

保持病区通风良好。

病区内产生的废弃物均作为感染性废物放入双层黄色垃圾袋中,将损伤性废物放入利器盒,其他医用物品必须经过消毒后才能移出病区。

一人一间,房间内设卫生间。

患者戴医用防护口罩,禁止离开病房和相互探访。

原则上不设陪护,不得探视。若必须探视,探视者必须严格按照规定做好个人防护。

(3) 确诊病例病区

① 已建立负压病房的医院可以采取房间隔离。房间隔离的具体要求如下:

使整个病区的空气定向流动,从办公区 → 走廊 → 缓冲间→ 隔离病房。

隔离病房为污染区,隔离病房外的走廊与病房之间设立缓冲间,防护用品置于缓冲间内。

医务人员进入隔离病房前,在缓冲间更换防护用品;离开隔离病房时,在缓冲间更换防护用品并进行手的消毒处理。

对患者的诊疗、护理工作和患者的生活活动均在病室内完成。

隔离病房应有隔离标志,并限制人员出入,对出入人员进行登记。

② 未设负压病房的医院应采取以下隔离措施:

独立设区,与其他病区隔离,有明显标识。

布局合理,分清洁区、半污染区、污染区,三区无交叉。清洁区包括医务人

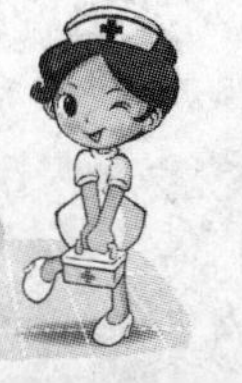

员的值班室、会诊室、外更衣室、淋浴室、库房等，半污染区包括治疗室、医护人员办公室、消毒室和内更衣室等，污染区包括病室、病区走廊和污衣、污物暂存处等。在清洁区和半污染区、半污染区和污染区之间分别设立缓冲区，并设隔离屏障。

病区分别设立医务人员和患者专用通道。

病区通风良好，保证空气流向为：清洁区→半污染区→污染区。

病区产生的废弃物均作为感染性废物放入双层黄色垃圾袋中，将损伤性废物放入利器盒，其他医用物品必须经过消毒后才能移出病区。

患者应戴医用防护口罩，不得离开病区。

重症患者应当收治在重症监护病房或具备监护和抢救条件的病室，该病室禁止收治其他患者。

原则上不设陪护，不得探视。患者病情危重时应由医务人员及时向家属通报病情。若必须探视，探视者必须严格按照规定做好个人防护。

六、医务人员的个人防护

1. 一级防护

适用于发热门(急)诊的医务人员。

穿工作服、隔离衣，戴工作帽和医用防护口罩。

每次接触病人后立即进行手清洗和消毒。手消毒用0.3%~0.5%的碘伏消毒液或快速手消毒剂(洗必泰醇、新洁尔灭醇、75%酒精等)揉搓1~3分钟。

2. 二级防护

适用于进入隔离留观室和专门病区的医务人员，接触从患者身上采集的标本及处理其分泌物、排泄物、使用过的物品和死尸的工作人员，转运患者的医务人员和司机。

进入隔离留观室和专门病区必须戴医用防护口罩，每4小时更换1次或感潮湿时更换；穿工作服、隔离衣、鞋套，戴手套、工作帽。

每次接触患者后立即进行手清洗和消毒。手消毒用0.3%~0.5%的碘伏消毒液或快速手消毒剂(洗必泰醇、新洁尔灭醇、75%酒精等)揉搓1~3分钟。

对患者实施近距离操作时，戴防护眼镜。

注意呼吸道及黏膜防护。

3. 三级防护

适用于为患者实施吸痰、气管切开和气管插管的医务人员。

除二级防护外，还应当加戴全面型呼吸防护器。

戴口罩能否预防甲型H1N1流感?

美国疾病预防和控制中心表示，口罩作用有限，如果人们误认为口罩能起到保护作用，反而会降低警惕性，如随意进入人多的地方或者忘记洗手。墨西哥政府分发的口罩只能够防止他人的唾沫溅到自己，只有佩戴高过滤性的口罩，才能有效阻止小颗粒进入，预防病毒。专家建议，口罩最好是一次性使用，更重要的是要采取常洗手、避免去人多的地方等保护措施。

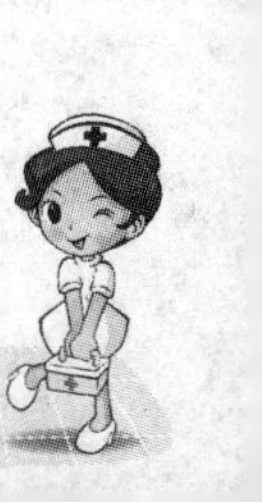

4. 防护用品要求

防护服：符合 GB 19082—2003《医用一次性防护服技术要求》，可为联体或分体式结构，穿脱方便，结合部严密。袖口、脚踝口应为弹性收口，具有良好的防水性、抗静电性、过滤性效率和无皮肤刺激性。

防护口罩：符合 GB 19083—2003《医用防护口罩技术要求》，口罩可分长方型和密合型，应当配有鼻夹，具有良好的表面抗湿性，对皮肤无刺激，气流阻力在空气流量为 85L/min 的情况下，吸气阻力不得超过 35mmH_2O，滤料的颗粒过滤效率应当不小于 95%。也可选用符合 N95 或 FFP2 标准的防护口罩。

其他防护用品应当满足实际使用需要。

七、严格管控密切接触者

按照密切接触者的判定原则，对疑似、临床和确诊病例的密切接触者进行登记，并对其进行为期 7 天的医学观察，尽量减少外出活动。疾病预防控制机构负责对密切接触者进行随访，每日测量体温和健康询问，做好登记。对医学观察期间出现发热或呼吸道症状者，在采取有效防护的条件下，应立即送定点医疗机构进行隔离治疗。

1. 判定标准

符合以下标准时可判定为人感染甲型 H1N1 流感病例的密切接触者：在

未采取有效防护措施的情况下，在人感染甲型 H1N1 流感病毒确诊或疑似病例发病前 1 天至隔离或死亡期间，与确诊或疑似病例存在流行病学关联，包括与其共同生活、居住或诊治过病例等；暴露于疑似或确诊病例的分泌物或排泄物或暴露于被其分泌物或排泄物污染的环境。

2. 对密切接触者的管理

哪些方法可以有效预防甲型 H1N1 流感？

很多国家的公共卫生部门已经推出了许多有效的防治方法，如在各种入口处消毒，隔离疑似感染病毒的人群。墨西哥还下令关闭学校，取消公共聚会。从个人角度来说，大家可以通过戴面罩、尽量避免与人亲吻和握手以及经常洗手等方法做预防工作；此外，给那些大家会经常触碰的地方消毒也是很重要的，如电话、门把手、桌子以及电梯按钮等地方。

对密切接触者进行调查并填写登记表。

密切接触者的医学观察由当地卫生行政部门组织实施。

可采取居家医学观察或集中医学观察等措施。

观察期限为 7 天（自最后接触感染动物及人感染甲型 H1N1 流感患者计算起）。医学观察开始前，根据确定的观察期限判断实际观察时间。

医学观察开始前，卫生行政部门指定的负责医学观察的医疗机构专业卫生人员必须通过口头或以告知书的方式，告知被观察对象以下内容：人感染

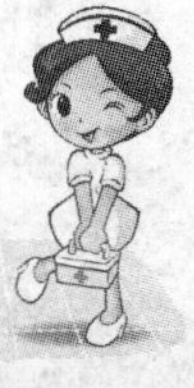

甲型 H1N1 流感的临床特点、传播途径等相关防治知识；负责医学观察的医疗机构联系人、联系方式，以便出现相关症状后进行报告。

在医学观察期间建议医学观察对象尽量减少外出活动。

医学观察期间，由当地疾控机构对密切接触者每日测量 1 次体温和健康询问，填写《人感染甲型 H1N1 流感病例密切接触者医学观察记录表》，由其每日按《人感染甲型 H1N1 流感密切接触者医学观察每日统计汇总表》进行汇总。

医学观察期间，被观察对象出现发热等异常临床表现的，在有防护的条件下，转至指定医疗机构隔离观察治疗，并采集标本进行相关检测。

对于输入病例的密切接触者，由疫情发现地的省级卫生行政部门将其有关流行病学资料直接通知病例来源地的相应机构，由来源地负责追踪和调查其密切接触者，处理措施同上。

若病例的密切接触者已离开原地，由疫情发现地的省级卫生行政部门直接通知其到达地的相应机构，由到达地负责追踪调查，处理措施同上。

八、其他控制措施

达菲(奥司他韦)和扎那米伟可用于暴露前和暴露后的预防性服药，应在医生和专家指导下服用。

当地发生人感染甲型 H1N1 流感疫情流行时，应减少或取消公众集会，必

甲型H1N1流感的易感人群是哪些?

此次甲型H1N1流感病毒攻击对象的年龄集中在25岁至45岁之间。钟南山院士解答说:越是年轻、体质强壮的人,身体的免疫功能越敏感,发挥的免疫能量就越高。青壮年一旦被病毒感染,尤其像甲型H1N1这种高致病性的病毒,自身免疫功能的释放,给身体带来的反作用更大。

要时可依法采取学校停课、工厂停业等措施。

来自疫区的飞行器等其他交通工具的乘客或乘务人员一旦发现有发热(腋下体温≥38℃)伴咳嗽或咽痛等呼吸道症状者,应立即在有防护的情况下,送至指定医疗机构隔离治疗,同时建议尽早使用抗病毒药物。对乘坐同一交通工具的其他人员转移至邻近的指定场所, 进行健康体检、测量体温,并询问有无咳嗽、咽痛等呼吸道症状。对其中的异常者转至指定医疗机构隔离治疗;对无异常者,做好详细登记后,进行居家医学观察。由检验检疫部门把登记信息转给旅客居住地疾控机构,由当地疾控机构进行为期7天的健康随访,每日测量体温和健康询问,做好登记。一旦上述异常者明确排除甲型H1N1流感病毒感染,应尽快通知相关地区疾控机构,解除对居家医学观察人员的健康随访。

此外,根据甲型H1N1流感疫情在我国的发生和流行情况,可组织开展感染危险因素、人群感染状况、病例临床特征、病原学和分子生物学、传播动力学、病原生态学、人群疾病负担和疾病传播模式的模型等研究,从而为疫情防控提供指导。

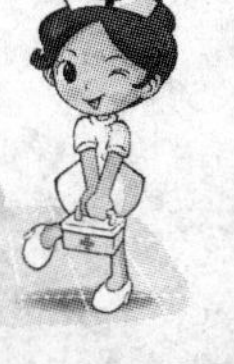

第四章

唤起民众千百万(大众教育指导)

1. 猪流感基本知识

(1) 何谓猪流感? 猪流感病毒是否可以传染给人?

猪流感是一种由A型猪流感病毒引起的猪呼吸系统疾病。该病毒可在猪群中造成流感暴发。通常情况下人类很少感染猪流感病毒。近年在美国等地也出现过人感染猪流感病例,患者大多为与病猪有过直接接触的人。

(2) 人如何感染甲型H1N1流感? 人感染甲型H1N1流感后有何症状和表现?

人可能通过接触受感染的生猪或被猪流感病毒感染的环境,或感染甲型H1N1流感病毒的人而被感染。

人感染甲型H1N1流感后的症状与普通人流感相似,包括发热、咳嗽、咽喉痛、身体疼痛、头痛、打寒战和疲劳等,有些还会出现腹泻和呕吐,重者会继发肺炎和呼吸衰竭，甚至死亡。

(3) 是否有治疗甲型 H1N1 流感的疫苗？

目前虽尚无疫苗可预防人感染甲型 H1N1 流感，但人感染甲型 H1N1 流感是可防、可控、可治的。

(4) 食用猪肉是否会感染甲型 H1N1 流感？

目前尚无证据表明甲型 H1N1 流感能通过食物传播。因此，食用处理得当的熟猪肉和猪肉制品是安全的。将猪肉烹制内部温度达到 71℃，即可杀死甲型 H1N1I 流感病毒。

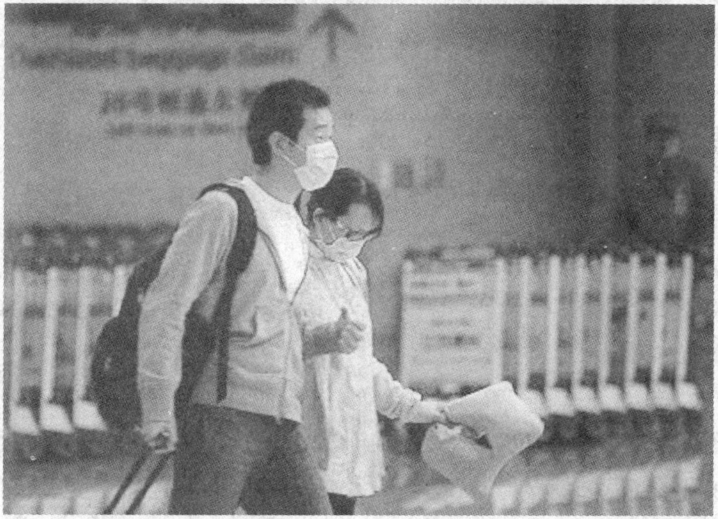

4 月 27 日，两名从上海浦东国际机场入境的旅客戴着口罩通过安检通道

(5) 公众可采取何种措施预防感染甲型 H1N1 流感？

避免接触有流感样症状（发热、咳嗽、流涕等）或患肺炎等呼吸道疾病的患者。

注意个人卫生，经常使用洗手液（肥皂）和清水洗手，尤其在咳嗽或打喷嚏后。

避免接触生猪或前往有生猪的场所。

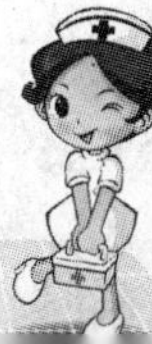

避免前往人群拥挤的场所。

咳嗽或打喷嚏时用纸巾遮住口鼻,然后将纸巾丢进垃圾桶。

如果生病了,请留在家中,并减少与其他人接触，以免感染他人。

尽量避免触摸自己的眼睛、鼻子或嘴巴，因为病菌可以通过这些途径进行传播。

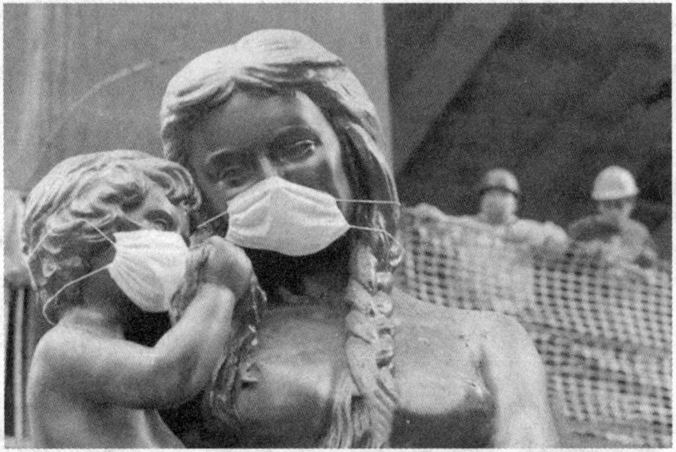

我们大家都戴上口罩

2. 出入境人员须知

(1) 以下人员不应出外旅游

有任何不适,尤其是发热者;

在过去十天内,曾经与疑似或确诊甲型 H1N1 流感病例有密切接触,即曾照顾患者、与患者同住或接触过患者的呼吸道分泌物和体液者。

(2) 出境人员须做到

① 旅游前,需预备以下几项物品:

一般应急用品,如纸巾、口罩等,以备不时之需。

含 65%~95%酒精的消毒剂，以便在没有洗手设备的情况下清洁及消毒双手。

当地中国领事馆联络电话。

② 在旅程中，要做到以下几点：

A. 检疫

与检疫及卫生工作人员合作，完成必需的出入境程序及检疫措施。切勿乱抛垃圾和随地吐痰。

垃圾应放在废屑箱内。如需吐痰，应用纸巾包好，然后弃置于废屑箱内。

B. 勤洗手

经常保持双手清洁，如厕后、进食前、处理食物前及触摸过公共物品和设施后都应用洗手液洗手。避免触摸眼睛、鼻及口，如需触摸，应先洗手。如果没有洗手设备，可用含酒精的消毒剂擦手。

C. 备用纸巾或手帕

打喷嚏及咳嗽时应用纸巾或手帕掩住口鼻。

D. 备用私人用品

不要共享毛巾及私人用品，以免传播疾病。

E. 备用口罩

可带备用口罩，以便自己或同团人员有呼吸系统病症时戴上。

F. 公筷及公匙

吃饭时应使用公筷及公匙，不应与他人共享饭盒及饮品。

G. 健康生活

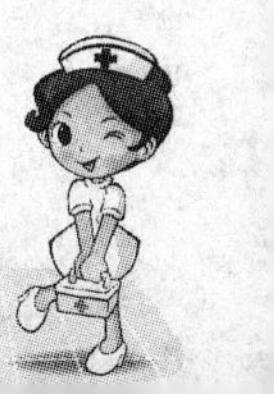

旅游期间继续实践健康生活模式，还要保持身体清洁，不要吸烟。

H. 如有不适

如有不适，尤其是发热，应通知酒店及领队、导游或相关人员；

患者及其照顾者应立刻戴上口罩；

尽快安排医生诊治；

留在房间内休息及暂时终止行程，直至痊愈。

旅客若被当地医生怀疑或证实患上甲型 H1N1 流感，需留在当地医院作进一步检查或治疗，同行人员如无必要，应减少与患者接触，并遵照当地医生指示，严格遵守个人卫生措施。同行人员需配合当地卫生及检疫部门的指示，安排余下行程和所需的检疫措施。

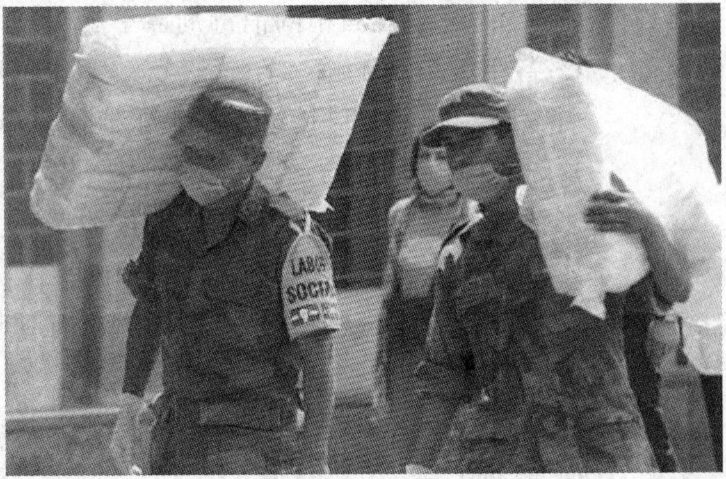

亚洲各国严防疫情传入

③ 在旅程后，应做到如下几点：

回国 2 周内，如出现流感样症状（发热、咳嗽、流涕等），应及时与当地卫生疾控部门联系。

(3) 入境人员需做到

从疫区归国入境时，如

出现流感样症状(发热、咳嗽、流涕等),应主动向出入境检验检疫机构说明。

从疫区归国 2 周内,如出现流感样症状(发热、咳嗽、流涕等),应及时与当地卫生疾控部门联系。

3. 参与公众活动注意事项

参与公众活动时,要预防甲型 H1N1 流感及其他传染病,建议公众注意以下几点:

(1) 参与活动前

如有不适,尤其是发热及(或)有咳嗽、打喷嚏等呼吸道感染症状,就不应前往活动,应尽早找医生诊治。

双手应经常保持清洁,接触公用物品或设施后应洗手。

应随身带备用手帕或纸巾。

(2) 参与活动期间

保持良好的个人卫生。打喷嚏或咳嗽时应掩住口鼻,并立刻用洗手液洗手,以免飞沫传播病菌。

在触摸眼睛、口或鼻前,进食前及如厕后都应该洗手 。

用洗手液洗手,其后用纸巾或烘干设备弄干双手。

如果没有洗手设施,则使用含 65%~95%酒精的洗手液消毒双手。

不要随地吐痰或乱抛垃圾。痰涎应用纸巾包好,弃置垃圾桶内。垃圾亦应弃置垃圾桶内。

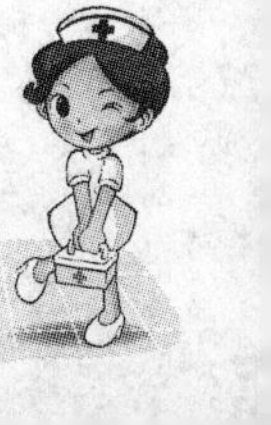

不应吸烟。

(3) 参与活动后

保持双手清洁。

回家后,应洗澡及洗头,清除身体上的污垢及病菌。

4. 乘坐公共交通工具注意事项

(1) 在未出现本地感染甲型 H1N1 流感病例之前

① 保持车厢或船舱清洁。

不要在车厢或船舱内饮食。

不要吸烟。

不要随地吐痰。

不要乱抛垃圾。请将垃圾放入设于车站或站台或大堂的垃圾箱内。

如需呕吐,应使用呕吐袋。

② 保持良好的个人卫生。

避免用手触摸眼睛、鼻及口。

打喷嚏或咳嗽时应掩住口鼻。

若有呼吸道感染的症状或发热,应及早求医。

③ 佩戴口罩。

搭乘公共交通工具人员宜戴上口罩,尤其是:

有呼吸道感染症状或发热的人员;

需照顾有呼吸道感染或发热患者的人员。

(2) 在出现本地感染甲型 H1N1 流感病例之后

除上述措施外，还需做到以下几点：

① 佩戴口罩。

搭乘公共交通工具人员应戴上口罩，尤其是：

在繁忙时段人流稠密的时候；

在密封式的车厢或船舱内；

有呼吸道感染症状或发热的人员，及曾与甲型 H1N1 流感患者有紧密接触[1]的人员，应从最后接触日起连续 10 天戴上口罩。

与甲型 H1N1 流感患者有社交接触[2]的人员亦可戴上口罩。

② 保持车厢或船舱空气流通。

如车窗或船窗属开关式，应适量打开车窗或船窗，确保车厢或船舱内空气流通。

③ 要求协助。

若怀疑自己患上甲型 H1N1 流感，请使用救护车前往医院；

若身在车站或码头，或已乘坐在车厢或船舱内，可要求司机或运输机构

---

[1] 紧密接触指曾经照顾患者，与患者共同居住，或曾经直接接触过患者的呼吸道分泌物或体液。

[2] 社交接触是指普通的会面，即未曾照顾患者，并非与患者共同居住，未曾直接接触过患者的分泌物或体液。

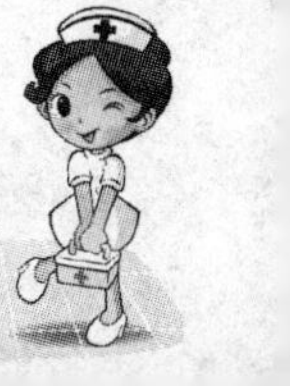

工作人员协助召唤救护车或水警，前往医院就诊。

5. 正确的洗手方法

保持手部卫生是预防传染病的首要条件。用洗手液彻底洗手或用酒精搓手液消毒双手均可保持手部卫生。

(1) 什么时候应洗手

在接触眼、鼻及口前；

进食及处理食物前；

如厕后；

当手被呼吸道分泌物染污时，如打喷嚏及咳嗽后；

触摸过公共物品或设施如电梯扶手、升降机按钮及门柄后；

为幼童或患者更换尿片后，及处理被污染的物件后；

探访医院及饲养场的前后；

接触动物或家禽后。

一般情况下，当双手有明显污垢或可能被体液沾染，如如厕后或更换尿片后，打喷嚏及咳嗽后，应用洗手液(肥皂)及清水洗手。如双手没有明显污垢时，可用含70%~80%的酒精搓手液消毒双手。

(2) 正确的洗手步骤

① 用洗手液洗手，程序如下：

开水龙头冲洗双手；

加入洗手液,用手搓出泡沫;

最少用20秒时间揉擦手掌、手背、指隙、指背、拇指、指尖及手腕,揉擦时切勿冲水;

洗擦后再用清水将双手彻底冲洗干净;

用干净毛巾或抹手纸彻底抹干双手,或用干手机将双手吹干;

双手洗干净后,不要再直接触摸水龙头,可先用抹手纸包裹着水龙头,再把水龙头关上,或泼水将水龙头冲洗干净后再关水龙头。

注意事项:

切勿与他人共享毛巾或纸巾;

擦过手的纸巾应妥善弃置;

个人用的抹手毛巾应放置妥当,并应每日至少彻底清洗一次。如能预备多于一条毛巾作经常替换,则更为理想。

② 用酒精搓手液消毒双手,程序如下:

把足量的酒精搓手液倒于掌心,然后揉擦手掌、手背、指隙、指背、拇指、指尖及手腕,各处至少20秒,直至双手干透。

6. 正确使用口罩

佩戴外科口罩注意事项(佩戴口罩前,及脱下口罩前后都必须洗手):

① 要让口罩紧贴面部。口罩有颜色的一面向外,有金属片的一边向上;系紧固定口罩的绳子,或把口罩的橡皮筋绕在耳朵上,使口罩紧贴面部;口罩应完

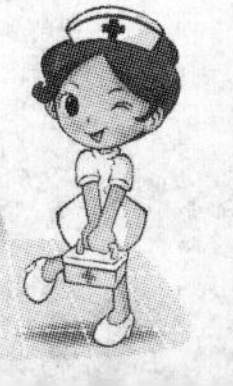

全覆盖口鼻和下巴；把口罩上的金属片沿鼻梁两侧按紧，使口罩紧贴面部。

② 佩戴口罩后，避免触摸口罩，以防降低保护作用；若必须触摸口罩，在触摸前后都要彻底洗手。

③ 脱下口罩时，应尽量避免触摸口罩向外部分，因为这部分可能已沾染病菌。

④ 脱下口罩后，放入胶带或纸袋内包好，再放入有盖的垃圾桶内弃置。

⑤ 外科口罩应最少每天更换1次，口罩如有破损或弄污，应立即更换。

参考文献

1. 卫生部印发《人感染猪流感诊疗方案(2009 版)》
2. 卫生部印发《人感染猪流感预防控制技术指南(试行)》
3. 卫生部印发《人感染猪流感流行病学调查问卷和填表说明》
4. 卫生部印发《人感染猪流感应急监测方案》
5. 卫生部印发《人猪流感(H1N1)病例标本采集和实验室检测指南(暂行)》
6. 卫生部印发《人感染猪流感现场消毒、院内感染控制和个人防护指南》
7. 卫生部印发《人感染猪流感密切接触者判定和管理》
8. 卫生部印发《风险沟通指南》

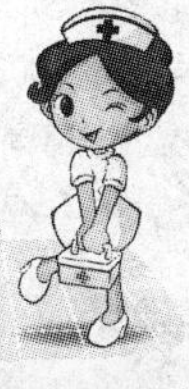